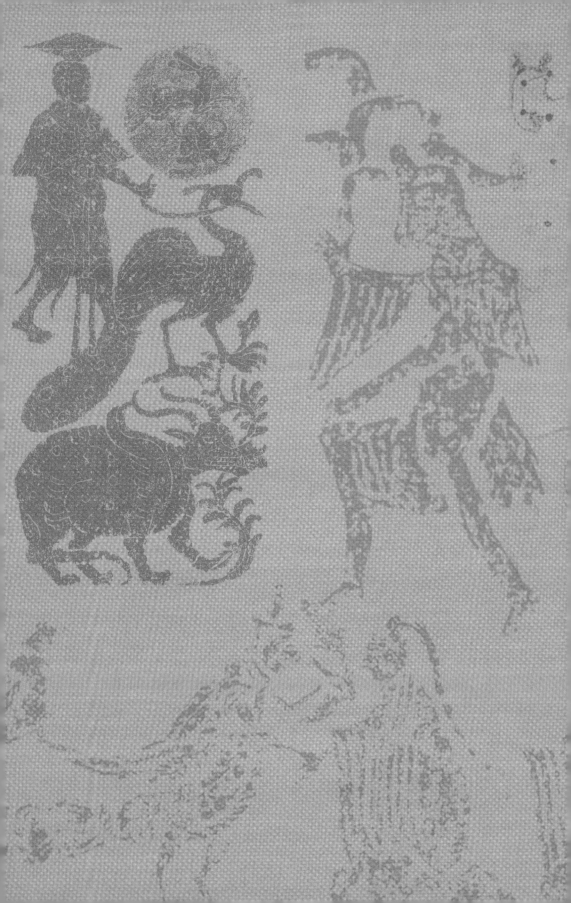

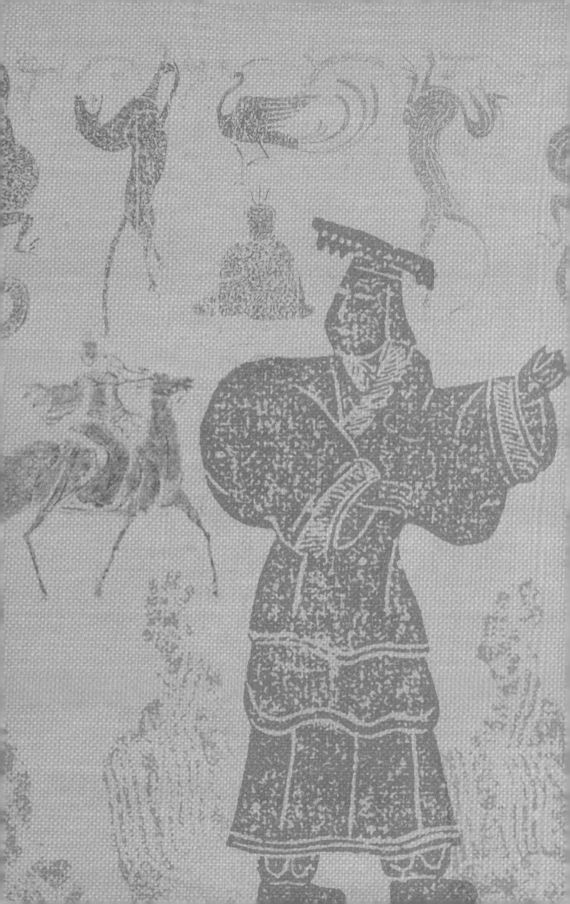

中国古医籍整理丛书

药　镜

明·蒋　仪　撰

王振国　丁兆平　校注

中国中医药出版社

·北　京·

图书在版编目（CIP）数据

药镜/（明）蒋仪撰；王振国，丁兆平校注．—北京：中国中医药出版社，2015.1（2021.1重印）

（中国古医籍整理丛书）

ISBN 978 - 7 - 5132 - 2136 - 8

Ⅰ.①药…　Ⅱ.①蒋…②王…③丁…　Ⅲ.①中药学－中国－明代　Ⅳ.①R28

中国版本图书馆 CIP 数据核字（2014）第 288437 号

中 国 中 医 药 出 版 社 出 版

北京经济技术开发区科创十三街 31 号院二区 8 号楼

邮政编码　100176

传真　010 64405721

廊坊市祥丰印刷有限公司印刷

各地新华书店经销

*

开本 710×1000　1/16　印张 12.5　字数 99 千字

2015 年 1 月第 1 版　2021 年 1 月第 2 次印刷

书　号　ISBN 978 - 7 - 5132 - 2136 - 8

*

定价　37.00 元

网址　www.cptcm.com

国家中医药管理局
中医药古籍保护与利用能力建设项目
组织工作委员会

主 任 委 员 王国强
副 主 任 委 员 王志勇　李大宁
执 行 主 任 委 员 曹洪欣　苏钢强　王国辰　欧阳兵
执行副主任委员 李　昱　武　东　李秀明　张成博
委　　　　员

各省市项目组分管领导和主要专家

（山东省）武继彪　欧阳兵　张成博　贾青顺
（江苏省）吴勉华　周仲瑛　段金廒　胡　烈
（上海市）张怀琼　季　光　严世芸　段逸山
（福建省）阮诗玮　陈立典　李灿东　纪立金
（浙江省）徐伟伟　范永升　柴可群　盛增秀
（陕西省）黄立勋　呼　燕　魏少阳　苏荣彪
（河南省）夏祖昌　刘文第　韩新峰　许敬生
（辽宁省）杨关林　康廷国　石　岩　李德新
（四川省）杨殿兴　梁繁荣　余曙光　张　毅

各项目组负责人

王振国（山东省）　王旭东（江苏省）　张如青（上海市）
李灿东（福建省）　陈勇毅（浙江省）　焦振廉（陕西省）
蔡永敏（河南省）　鞠宝兆（辽宁省）　和中浚（四川省）

前　言

中医药古籍是传承中华优秀文化的重要载体，也是中医学传承数千年的知识宝库，凝聚着中华民族特有的精神价值、思维方法、生命理论和医疗经验，不仅对于传承中医学术具有重要的历史价值，更是现代中医药科技创新和学术进步的源头和根基。保护和利用好中医药古籍，是弘扬中国优秀传统文化、传承中医学术的必由之路，事关中医药事业发展全局。

1949 年以来，在政府的大力支持和推动下，开展了系统的中医药古籍整理研究。1958 年，国务院科学规划委员会古籍整理出版规划小组在北京成立，负责指导全国的古籍整理出版工作。1982 年，国务院古籍整理出版规划小组召开全国古籍整理出版规划会议，制定了《古籍整理出版规划（1982—1990）》，卫生部先后下达了两批 200 余种中医古籍整理任务，掀起了中医古籍整理研究的新高潮，对中医文化与学术的弘扬、传承和发展，发挥了极其重要的作用，产生了不可估量的深远影响。

2007 年《国务院办公厅关于进一步加强古籍保护工作的意见》明确提出进一步加强古籍整理、出版和研究利用，以及

"保护为主、抢救第一、合理利用、加强管理"的方针。2009年《国务院关于扶持和促进中医药事业发展的若干意见》指出，要"开展中医药古籍普查登记，建立综合信息数据库和珍贵古籍名录，加强整理、出版、研究和利用"。《中医药创新发展规划纲要（2006—2020)》强调继承与创新并重，推动中医药传承与创新发展。

2003~2010年，国家财政多次立项支持中国中医科学院开展针对性中医药古籍抢救保护工作，在中国中医科学院图书馆设立全国唯一的行业古籍保护中心，影印抢救濒危珍本、孤本中医古籍1640余种；整理发布《中国中医古籍总目》；遴选351种孤本收入《中医古籍孤本大全》影印出版；开展了海外中医古籍目录调研和孤本回归工作，收集了11个国家和2个地区137个图书馆的240余种书目，基本摸清流失海外的中医古籍现状，确定国内失传的中医药古籍共有220种，复制出版海外所藏中医药古籍133种。2010年，国家财政部、国家中医药管理局设立"中医药古籍保护与利用能力建设项目"，资助整理400余种中医药古籍，并着眼于加强中医药古籍保护和研究机构建设，培养中医古籍整理研究的后备人才，全面提高中医药古籍保护与利用能力。

在此，国家中医药管理局成立了中医药古籍保护和利用专家组和项目办公室，专家组负责项目指导、咨询、质量把关，项目办公室负责实施过程的统筹协调。专家组成员对古籍整理研究具有丰富的经验，有的专家从事古籍整理研究长达70余年，深知中医药古籍整理研究的重要性、艰巨性与复杂性，履行职责认真务实。专家组从书目确定、版本选择、点校、注释等各方面，为项目实施提供了强有力的专业指导。老一辈专家的学术水平和智慧，是项目成功的重要保证。项目承担单位山东中医药大学、南京中医药大学、上海中医药大学、福建中医药大学、浙江省中医药研究院、陕西省中医药研究院、河南省中医药研究院、辽宁中医药大学、成都中医药大学及所在省市中医药管理部门精心组织，充分发挥区域间互补协作的优势，并得到承担项目出版工作的中国中医药出版社大力配合，全面推进中医药古籍保护与利用网络体系的构建和人才队伍建设，使一批有志于中医学术传承与古籍整理工作的人才凝聚在一起，研究队伍日益壮大，研究水平不断提高。

本着"抢救、保护、发掘、利用"的理念，该项目重点选择近60年未曾出版的重要古医籍，综合考虑所选古籍的保护价值、学术价值和实用价值。400余种中医药古籍涵盖了医经、基础理论、诊法、伤寒金匮、温病、本草、方书、内科、外科、女科、儿科、伤科、眼科、咽喉口齿、针灸推拿、养生、医案医话医论、医史、临证综合等门类，跨越唐、宋、金元、明以迄清末。全部古籍均按照项目办公室组织完成的行业标准《中医古籍整理规范》及《中医药古籍整理细则》进行整理校注，绝大多数中医药古籍是第一次校注出版，一批孤本、稿本、抄本更是首次整理面世。对一些重要学术问题的研究成果，则集中收录于各书的"校注说明"或"校注后记"中。

"既出书又出人"是本项目追求的目标。近年来，中医药古籍整理工作形势严峻，老一辈逐渐退出，新一代普遍存在整理研究古籍的经验不足、专业思想不坚定等问题，使中医古籍整理面临人才流失严重、青黄不接的局面。通过本项目实施，搭建平台，完善机制，培养队伍，提升能力，经过近5年的建设，锻炼了一批优秀人才，老中青三代齐聚一堂，有效地稳定了研究队伍，为中医药古籍整理工作的开展和中医文化与学术的传承提供必备的知识和人才储备。

本项目的实施与《中国古医籍整理丛书》的出版，对于加强中医药古籍文献研究队伍建设、建立古籍研究平台，提高古籍整理水平均具有积极的推动作用，对弘扬我国优秀传统文化，推进中医药继承创新，进一步发挥中医药服务民众的养生保健与防病治病作用将产生深远影响。

第九届、第十届全国人大常委会副委员长许嘉璐先生，国家卫生计生委副主任、国家中医药管理局局长、中华中医药学会会长王国强先生，我国著名医史文献专家、中国中医科学院马继兴先生在百忙之中为丛书作序，我们深表敬意和感谢。

由于参与校注整理工作的人员较多，水平不一，诸多方面尚未臻完善，希望专家、读者不吝赐教。

国家中医药管理局中医药古籍保护与利用能力建设项目办公室

二〇一四年十二月

许 序

"中医"之名立，迄今不逾百年，所以冠以"中"字者，以别于"洋"与"西"也。慎思之，明辨之，斯名之出，无奈耳，或亦时人不甘泯没而特标其犹在之举也。

前此，祖传医术（今世方称为"学"）绵延数千载，救民无数；华夏屡遭时疫，皆仰之以度困厄。中华民族之未如印第安遭染殖民者所携疾病而族灭者，中医之功也。

医兴则国兴，国强则医强。百年运衰，岂但国土肢解，五千年文明亦不得全，非遭泯灭，即蒙冤扭曲。西方医学以其捷便速效，始则为传教之利器，继则以"科学"之冕畅行于中华。中医虽为内外所夹击，斥之为蒙昧，为伪医，然四亿同胞衣食不保，得获西医之益者甚寡，中医犹为人民之所赖。虽然，中国医学日益陵替，乃不可免，势使之然也。呜呼！覆巢之下安有完卵？

嗣后，国家新生，中医旋即得以重振，与西医并举，探寻结合之路。今也，中华诸多文化，自民俗、礼仪、工艺、戏曲、历史、文学，以至伦理、信仰，皆渐复起，中国医学之兴乃属必然。

迄今中医犹为国家医疗系统之辅，城市尤甚。何哉？盖一则西医赖声、光、电技术而于 20 世纪发展极速，中医则难见其进。二则国人惊羡西医之"立竿见影"，遂以为其事事胜于中医。然西医已自觉将入绝境：其若干医法正负效应相若，甚或负远逾于正；研究医理者，渐知人乃一整体，心、身非如中世纪所认定为二对立物，且人体亦非宇宙之中心，仅为其一小单位，与宇宙万象万物息息相关。认识至此，其已向中国医学之理念"靠拢"矣，虽彼未必知中国医学何如也。唯其不知中国医理何如，纯由其实践而有所悟，益以证中国之认识人体不为伪，亦不为玄虚。然国人知此趋向者，几人？

国医欲再现宋明清高峰，成国中主流医学，则一须继承，一须创新。继承则必深研原典，激清汰浊，复吸纳西医及我藏、蒙、维、回、苗、彝诸民族医术之精华；创新之道，在于今之科技，既用其器，亦参照其道，反思己之医理，审问之，笃行之，深化之，普及之，于普及中认知人体及环境古今之异，以建成当代国医理论。欲达于斯境，或需百年欤？予恐西医既已醒悟，若加力吸收中医精粹，促中医西医深度结合，形成 21 世纪之新医学，届时"制高点"将在何方？国人于此转折之机，能不忧虑而奋力乎？

予所谓深研之原典，非指一二习见之书、千古权威之作；就医界整体言之，所传所承自应为医籍之全部。盖后世名医所著，乃其秉诸前人所述，总结终生行医用药经验所得，自当已成今世、后世之要籍。

盛世修典，信然。盖典籍得修，方可言传言承。虽前此 50余载已启医籍整理、出版之役，惜旋即中辍。阅 20 载再兴整理、出版之潮，世所罕见之要籍千余部陆续问世，洋洋大观。

今复有"中医药古籍保护与利用能力建设"之工程，集九省市专家，历经五载，董理出版自唐迄清医籍，都400余种，凡中医之基础医理、伤寒、温病及各科诊治、医案医话、推拿本草，俱涵盖之。

噫！璐既知此，能不胜其悦乎？汇集刻印医籍，自古有之，然孰与今世之盛且精也！自今而后，中国医家及患者，得览斯典，当于前人益敬而畏之矣。中华民族之屡经灾难而益蕃，乃至未来之永续，端赖之也，自今以往岂可不后出转精乎？典籍既蜂出矣，余则有望于来者。

谨序。

第九届、十届全国人大常委会副委员长

许嘉璐

二〇一四年冬

王 序

　　中医学是中华民族在长期生产生活实践中，在与疾病作斗争中逐步形成并不断丰富发展的医学科学，是中国古代科学的瑰宝，为中华民族的繁衍昌盛作出了巨大贡献，对世界文明进步产生了积极影响。时至今日，中医学作为我国医学的特色和重要医药卫生资源，与西医学相互补充、相互促进、协调发展，共同担负着维护和促进人民健康的任务，已成为我国医药卫生事业的重要特征和显著优势。

　　中医药古籍在存世的中华古籍中占有相当重要的比重，不仅是中医学术传承数千年最为重要的知识载体，也是中医为中华民族繁衍昌盛发挥重要作用的历史见证。中医药典籍不仅承载着中医的学术经验，而且蕴含着中华民族优秀的思想文化，凝聚着中华民族的聪明智慧，是祖先留给我们的宝贵物质财富和精神财富。加强对中医药古籍的保护与利用，既是中医学发展的需要，也是传承中华文化的迫切要求，更是历史赋予我们的责任。

　　2010 年，国家中医药管理局启动了中医药古籍保护与利用能力建设项目。这既是传承中医药的重要工程，也是弘扬优秀民族文化的重要举措，不仅能够全面推进中医药的有效继承和创新发展，为维护人民健康做出贡献，也能够彰显中华民族的璀璨文化，为实现中华民族伟大复兴的中国梦作出贡献。

相信这项工作一定能造福当今，嘉惠后世，福泽绵长。

国家卫生和计划生育委员会副主任
国家中医药管理局局长
中华中医药学会会长

二〇一四年十二月

马 序

　　新中国成立以来，党和国家高度重视中医药事业发展，重视古籍的保护、整理和研究工作。自 1958 年始，国务院先后成立了三届古籍整理出版规划小组，分别由齐燕铭、李一氓、匡亚明担任组长，主持制订了《整理和出版古籍十年规划（1962—1972）》《古籍整理出版规划（1982—1990）》《中国古籍整理出版十年规划和"八五"计划（1991—2000）》等，而第三次规划中医药古籍整理即纳入其中。1982 年 9 月，卫生部下发《1982—1990 年中医古籍整理出版规划》，1983 年 1 月，中医古籍整理出版办公室正式成立，保证了中医古籍整理出版规划的实施。2002 年 2 月，《国家古籍整理出版"十五"（2001—2005）重点规划》经新闻出版署和全国古籍整理出版规划领导小组批准，颁布实施。其后，又陆续制定了国家古籍整理出版"十一五"和"十二五"重点规划。国家财政多次立项支持中国中医科学院开展针对性中医药古籍抢救保护工作，文化部在中国中医科学院图书馆专门设立全国唯一的行业古籍保护中心，国家先后投入中医药古籍保护专项经费超过 3000 万元，影印抢救濒危珍、善、孤本中医古籍 1640 余种，开展了海外中医古籍目录调研和孤本回归工作。2010 年，国家财政部、国家中医药管理局安排国家公共卫生专项资金，设立了"中医药古籍保护与利用能力建设项目"，这是继 1982～1986 年第一批、第二批重要中医药古籍整理之后的又一次大规模古籍整理工程，重点整理新中国成立后未曾出版的重要古籍，目标是形成并普及规范的通行本、传世本。

为保证项目的顺利实施，项目组特别成立了专家组，承担咨询和技术指导，以及古籍出版之前的审定工作。专家组中的许多成员虽逾古稀之年，但老骥伏枥，孜孜不倦，不仅对项目进行宏观指导和质量把关，更重要的是通过古籍整理，以老带新，言传身教，培养一批中医药古籍整理研究的后备人才，促进了中医药古籍保护和研究机构建设，全面提升了我国中医药古籍保护与利用能力。

作为项目组顾问之一，我深感中医药古籍保护、抢救与整理工作的重要性和紧迫性，也深知传承中医药古籍整理经验任重而道远。令人欣慰的是，在项目实施过程中，我看到了老中青三代的紧密衔接，看到了大家的坚持和努力，看到了年轻一代的成长。相信中医药古籍整理工作的将来会越来越好，中医药学的发展会越来越好。

欣喜之余，以是为序。

中国中医科学院研究员

马继兴

二〇一四年十二月

校注说明

《药镜》四卷，明末清初浙江嘉兴名医蒋仪撰。

蒋仪，字仪用，又字羽用，生活于明末清初，约 17 世纪上半叶，浙江嘉兴嘉善人。早年习举子业，在明朝末年应试而未尝登第，由明入清，业医以终。明清易代的战乱，加上顺治二年（1645）的瘟疫，让其家乡"民之死于兵、死于疫者，盖踵相望"。在此境遇下他恻然心伤，避兵灾于僻壤，甲申以后，摒弃科举，潜心研究医药。他避居于乡村，删订编辑古今药性全书，撰成《药镜》四卷。撰著是书，起始于顺治元年即 1644 年春（甲申春杪），四易其稿，完成于顺治五年即公元 1648 年夏（戊子首夏）。

《药镜》一书是中药药性理论方面一部较为重要的普及性著述。既有文献价值，更有其概括、简洁而易记的实用价值。书中"石打穿歌"对石打穿治噎膈功用的介绍和推广，先后被《本草纲目拾遗》《续名医类案》和《冷庐医话》收录或转述，对石打穿的临床应用产生较大的影响。

《药镜》无单刻本，而是附于王肯堂《医镜》之后，以《医药镜》之名刊印的。通过对《药镜》序跋的释读，《医药镜》暨《药镜》的最早刻本为康熙三年甲辰（1664）刻本。通过版本调研确认，《药镜》仅存一个版本系统，即康熙三年甲辰（1664）刻本，不存在此前诸多工具书所称的明刻本。

本次对《药镜》的整理与校注，以康熙三年甲辰（1664）刻本为底本，以中国医学科学院图书馆所藏《药镜》（简称"协和本"）和中国中医科学院图书馆所藏《医药镜》（简称

"中医科学院本")为工作本,以《本草纲目》作为他校本。所见藏本中,中国医科大学图书馆所藏《医药镜》(简称"沈阳本")和天津中医药大学图书馆所藏《医药镜》(简称"天津本")中《药镜》的序、跋是齐全的,故本次校点,钱继登"医药镜合序"与《药镜》各序、跋的顺序系参照"沈阳本"。

校注工作中遵循的基本原则是:

1. 采用现代标点方法,对原书进行重新句读。文字版式由原来的竖排改为横排。

2. 原书中的繁体字,径改为规范简化字,如蚘→蛔,不出注。原书中繁体"薑"与简体"姜"并行,繁体"荳"与简体"豆"并行,律齐为简体,不出注。

3. 古今字一般径改为通行简化字(如繇→由,员→圆);五藏、藏腑之"藏"与"脏"字并行,以"脏"字律齐,不出注。

4. 因写刻致误的个别明显错别字,或有属于刻工习惯用字者,今予以径改,不出注。如:日→曰,巳→已,母→毋,梁→粱,僣→僭。原书正文中多处均为"噎膈",仅个别误刻为"噎隔",另有"竖蛾"误刻为"竖哦"者,予以径改。

5. 异体字予以径改,不出注。涉及者如下:碁→棋,殭→僵,欬→咳,眥→眦,並→并,洩→泄,柹→柿,煖→暖,瘇→肿,疎→疏,痠→酸,癎→痫,痱→痱,膓→肚,竦→疏,樝→楂,稜→棱,盌→碗。

6. 句读的处理,以本书的行文特点,必须考虑口诀的对仗工整,在涉药名并列时其停顿较小,为了阅读的连贯,一般不予点断,如"配以生地芩连而血凉,配以棱术姜桂而血破",不作"配以生地、芩、连而血凉,配以棱、术、姜、桂而血破"。

7. 中药名称适当予以规范。同一中药名称，原书中有用字不同者，如扁豆、藕豆，统一用扁豆；山卮、山栀，统一用山栀。

8. 对个别的冷僻字词加以注音和解释，个别词句为有助理解给以简单注释。

9. 此次整理删去了原书凡例各条前的标识符"一"。

10. 原书卷一、二卷首有"嘉善　蒋仪纂定，常醴参订"，卷三首有"嘉善　蒋仪纂定，男诠参订"、卷四首"嘉善　蒋仪纂定，男诫参订"，今一并删去。

11. 为了方便阅读，按正文内容顺序整理出"目录"列正文前。原书"总目"本列序言之后、正文卷一之前，其内容信息涉及药物用药不同品种（如乌梅、白梅）或不同用药部位（如黄精叶、花、实），以及所附各赋具体品种等，足资参考。今予保留，置于全书之后。

医药镜合序

窃闻泽物之谓仁，辨物之谓智。二者相分，若莛与楹①。然欲行泽物之事，必先施辨物之材。故日月照临，品汇昭苏，水火澄灼，古今利用。蓍龟②先见，天下信从。即是以推，从来为君之道，为相之术，与夫释迦③、李耳④之教，百工伎艺之微，莫不本此。莹然豁者，以为之准。是以圣王之格致，臣工之熙亮，固无论矣。即谭⑤浮屠者，以般若为慈航；师道德者，以神明为慈母。曲材小数，如庖丁⑥、飞卫⑦、造父⑧、轮扁⑨之流，所以度越庸众者，自非聪颖绝伦，曷克臻此乎？通斯理者，可与言医。今夫世俗之医，口诵神农之言，耳传《金匮》之秘，以为扁鹊、仓公当不过是。然执书而不求学，执学而不求

---

① 若莛（tíng 廷）与楹（yíng 盈）：好像细小的草茎和高大的庭柱。莛，草茎。楹，厅堂前的木柱。莛、楹对文，代指物之细小者和巨大者。

② 蓍（shī 湿）龟：占卜所用物品。蓍，蓍草。龟，龟甲。

③ 释迦：释迦牟尼的简称，即如来。古印度释迦族人，佛教创始人。

④ 李耳：老子，又称老聃。春秋时期楚国人，古代伟大的哲学家和思想家，道家学派创始人。

⑤ 谭：通"谈"，谈论。《三国志·魏书》："此老生之常谭也。"

⑥ 庖（páo 抛）丁：为梁惠王宰牛的厨师，战国前期人。出《庄子·养生主》"庖丁解牛"篇。庖：古代称厨师。

⑦ 飞卫：春秋时期赵国邯郸的著名神射手。飞卫教授神箭技艺的故事见《列子·汤问》。

⑧ 造父：嬴姓，西周时期人，以"善御"而名世。

⑨ 轮扁：春秋时期齐国有名的造车者，技艺精湛。《庄子·天道》："桓公读书于堂上，轮扁斫轮于堂下。"

心，犹行阱窱①之中，不见陵谷；犹瞽②者之向道，伥伥③焉不知所之。欲期于效，伯④不得一矣。惟医之良者，准诸我心之明，因地以为功，随时以致用。其推行之妙，若鼓铸⑤万物，节宣⑥二气。其料度之应，若目辨苍素，手数奇偶。其裁制之神，若陈师鞠旅⑦，偏广精严；协律审音，宫商合部。若兹者，以心鉴医，不以医鉴心，声色气脉，镜在心而不在医；以心鉴药，不以药鉴心，燥湿温凉，镜在心而不在药。世俗之医，胡足语此？蒋子仪用，博物士也，志存利济，研讨《素》书，洞其精奥，得《医镜》于太史王宇泰⑧，而悬诸国门。嗣是之后，复综本草之源流，汇为《药镜》，付诸剞氏。其条分缕晰，皎如列眉。嗟夫！医之不可无药，医药之不可无镜，犹轩岐⑨之不可无宇泰，宇泰之不可无蒋子也。芟繁⑩揭要，去疑存信，镜之时义大矣哉！通其义于君，则睿照之下可以寿民；通其义于相，

---

① 阱窱（jǐng tiǎo 井挑）：深阱。窱，深邃。

② 瞽（gǔ 鼓）：目失明，眼瞎。

③ 伥（chāng 昌）伥：无所适从。

④ 伯：通"佰"，"百"的大写。《孟子·滕文公上》："或相什伯，或相千万。"

⑤ 鼓铸：本义指鼓风扇火，冶炼金属、铸造钱币或器物。喻陶冶、锻炼。

⑥ 节宣：指裁制以调适之，使气不散漫，不壅闭。《左传·昭公元年》："节宣其气。"杜预注："宣，散也。"

⑦ 陈师鞠旅：出征之前集合军队发布动员令。鞠，告。

⑧ 太史王宇泰：王肯堂，明代医家，字宇泰，亦字损中，别字损庵，又称念西居士。金坛（今江苏金坛）人。明万历十七年（1589）中进士，入翰林院，后授国史检讨，参与编修国史，被尊称"王太史"。撰有《证治准绳》《医镜》等。

⑨ 轩岐：黄帝轩辕与岐伯的并称。

⑩ 繁：原误作"烦"。据文义改。

则瞻言①百里可以治国。推之浮屠，即摩尼珠②也；推之道德，即清静师也。其披隙导窾③，庖丁之解牛也。炳④微烛隐，飞卫之贯虱⑤也。五味五谷，施之各当，造父之御车，二十四蹄不乱也。宜砭宜毒，攻之辄验，轮扁之斫轮，得心应手而难喻也。岂非轩岐之心得宇泰而彰，宇泰之心得蒋子而著乎？洵⑥能以大智行其大仁也。于是乎序。

康熙三年岁次甲辰孟冬⑦朔日⑧

梅里钱继登⑨撰

---

① 瞻言：有远见的言论。出《诗·大雅·桑柔》："唯此圣人，瞻言百里。"

② 摩尼珠：又作如意宝、如意珠、如意摩尼等。一般用以譬喻法与佛德，及表征经典之功德。

③ 披隙导窾（kuǎn 款）：谓解牛在骨节空隙处运刀，牛体自然迎刃而分解。比喻处理事情善于从关键处入手。本《庄子·养生主》："批大郤，导大窾。"陆德明释文："批，击也；郤，闲也；窾，空也。"

④ 炳：光明。

⑤ 贯虱：射中虱子。贯，穿连、穿通。

⑥ 洵：诚实，实在。

⑦ 孟冬：冬季的第一个月，农历十月。

⑧ 朔日：农历初一。

⑨ 钱继登：字尔先，号龙门，晚号簧山翁，嘉善人，明末官员、学者。累官右金都御史、巡抚淮阳。入清不合于俗，遂致仕归。

序

古三坟^①书不传，所传者岐伯、黄帝问答以及《神农本草》已尔。虽然《灵》《素》之篇文辞婉弱，确为秦汉以下手笔，《内经》《颅囟》犹属鸿荒。惟《神农本草》三百余种，其文无稽，其名则肇自炎帝无疑也，而后亦弥漫矣。辨物者蜩螗^②，按图者聚讼^③。时珍《纲目》之章繁而难竟，洁古《珍珠》之作略而未详。求其本末咸该^④，性反互见，既不伤多亦不病寡者实难。余以谓用药如用兵，善用兵者，必熟知其将率之材，而后使之有效。龙仙漫骂^⑤，非大将所为；北隅最坚，惟庭玉可授，所以成河阳之俘^⑥也。若违其所长，则富平之溃^⑦，魏公^⑧不免相州之甲，同日皆散矣。用药者何以异是？夫病者，敌也；药者，拒敌之兵也。赤堇乌头，兵之骄悍也；参苓耆术，兵之慈厚也。去猛寇必须选猛将，汉高之用樊哙，武侯之用魏

---

① 三坟：伏羲、神农、黄帝三皇之书。转指古代典籍。

② 蜩螗（tiáo táng 条堂）：亦作"蜩螳"。此喻指相近者。蜩为蝉类的别名，螗是蝉的一种，体小。典出《诗经·大雅·荡》："如蜩如螗，如沸如羹。"

③ 聚讼：众人争辩，是非难定。

④ 该：同"赅"。完备，包括。

⑤ 龙仙漫骂：唐代安史之乱河阳之战，史思明部刘龙仙恃勇挑战，大骂李光弼，被白孝德策马斩首于阵前。

⑥ 河阳之俘：唐代安史之乱河阳之战，李光弼大胜，史思明部李日越、高庭晖降，俘其大将徐璜玉、李秦授以下五百余人。

⑦ 富平之溃：宋金战争，南宋军队在富平之战中大败。

⑧ 魏公：张魏公，即张浚。宋金战争中富平之战南宋大败，张浚时任宋军指挥。

延是矣；欲福民必须兼福将，光武之用寇恂，代宗之用令公①是矣。兵不在多，药亦不在多，顾用之何如耳。用之则必先明药性始，药性有善者，有未善者，有善不善相半者，汰其粗而存其精，则当以勾践、无忌②之法行之，老弱无告者不入也；匿其短而录其长，则当以赵奢③、光弼④之法行之，凿地穿石者皆备也，而后用众可，用少亦可。否则乌合市驱，将不素习，卒不素练，投石超距，未有不以为三晋之轻剽矣；老成持重，未有不以为师古之逗留矣。勿明其性，而寒热温凉，奇正君臣之间，其为悖谬也，毫厘千里，头痛而灸及脚根，汗下而投以瓜蒂，越人、仓公绝倒，称冤奈何。我邑蒋仪用，余笔墨畏友⑤也。壮岁研经，才淹八斗；盛时挟笄⑥，名贯三吴⑦。而又以博综余力，校刻《医镜》一书，固已家奉缥缃⑧，世传威凤⑨矣。兹复汇本草诸书，论定之名曰《药镜》。先著其利，续详其害，继之以佐使，终之以炮炙。择众美而集成，括文辞为韵语。

---

① 汉高之用……令公：汉高祖刘邦任用樊哙而救险，三国时诸葛亮任用魏延而破敌，光武帝刘秀任用寇恂而中兴，唐代宗李豫任用中书令郭子仪而打败安禄山，喻因材施用。

② 勾践、无忌：越王勾践与信陵君魏无忌皆养士众多，善于用人。

③ 赵奢：战国时赵国将领，因劝说平原君而显其贤才，颇有识人之长。

④ 光弼：即李光弼，唐朝中期名将。在平叛安史之乱时，接纳叛军将领安思义率军投降，留在军中且接受其建议，大败史思明，既深谙用人之道，又颇有用兵之奇。

⑤ 畏友：在道义和学业上互相砥砺，对缺点、错误直言规劝的朋友。

⑥ 笄（cè 册）：简书。

⑦ 三吴：古称吴郡（今江苏苏州）、吴兴（今江苏吴兴县）、吴会（今浙江绍兴）为三吴。

⑧ 缥缃（piǎo xiāng 漂相）：指代书卷。古时常用淡青、浅黄色的丝帛作书囊书衣。缥，淡青色。缃，浅黄色。

⑨ 威凤：瑞鸟。旧说凤有威仪，故称。

其取类也简，世所必需者方叙，无泛及也；其著义也确，世所疑似者有辨，勿依附也。谢安之八千①乎！武穆之五百②乎！以视夫梁军刺绣③炫外而疏中，楚阵凌嚣④势广而未整者殊甚。节制之旅，平天下而有余，其在斯乎！我于是服仪用之精思过人矣，而又不止是闻《药镜》之起也。王宇泰先生纂之稿尚未全也，仪用问业名山，得之而不私，公诸海内，是其仁也；更且遍访秘传，辑成完帙，删定十年，乃登梨枣⑤，是其严也。仁者德之至，严者功之深，谁谓《药镜》一书不全乎圣贤之学哉！

康熙改元⑥八月年家眷弟⑦陆赞奇虞佐顿首述

---

① 谢安之八千：淝水之战中，谢安以八千之众胜前秦苻坚的百万大军。谢安，字安石，号东山，东晋政治家、军事家，浙江绍兴人。

② 武穆之五百：南宋朱仙镇大捷，岳飞以五百精锐骑兵击破十万金军。武穆，即岳飞，字鹏举，南宋军事家。

③ 梁军刺绣：公元505～506年南梁军北伐，本来"器械精新，军容甚盛"，却因领军的临川王萧宏怯阵，并弃军逃跑而最终酿成洛口大败。刺绣，喻梁军"器械精新，军容甚盛"貌。

④ 楚阵凌嚣：公元前575年晋、楚鄢陵之战"甚嚣尘上"故事，楚、郑两国联军因阵容不严密而被晋军击败。

⑤ 梨枣：古代刻书版多用梨木、枣木，代指刻版刊印书籍。

⑥ 康熙改元：即康熙元年，公元1662年。

⑦ 年家眷弟：一般用在交情不深的人之间的客套称呼。年家，科举时代同年登科者两家之间的互称。清代督抚与下僚称年家眷弟，州县与生监、盐当等商人亦称年家眷弟。

序

汉高祖约法三章，一时号称宽恕，而首云杀人者死。迨后世，庸医杀人不坐，心窃怪之。嗟乎！药笼之旁，死汉相枕籍①矣。或曰：医仅庸耳，其害胡至杀人？或曰：医操人命在刹那间，此何等神奇，才曰庸，已无容更下一等。或曰：以庸故得末，减为险为谲，且与造畜蛊毒②同科矣。都不具论。独念姬公③制礼，特列疡科，其官凡五，隶于《天官·冢宰》。管夷吾④行政亦用医术，于是良医医人视良相医国。古王者又尝建病坊，立医师也。医之为道，不綦重哉！顾医诊病，先谂⑤药，病有源，药有性。知其性，劫剂亦可回生；不知其性，上药亦可致死。蒋子仪用，潜心探讨有年所矣，弘光⑥之际，遁迹荒野，日与常子馨逸⑦稽古验今，遑咨迻订，品千百什种，而齐为温凉寒热四部。山羞齐而水泽，地植齐而飞翔也。复晰温凉寒热四部，而别其为什百千种。同茎而别花实，均形而别

---

　　① 枕籍：亦作"枕藉"。枕头与垫席。谓物体纵横相枕而卧，言其多而杂乱。清·钱泳《履园丛话·祥异·虫荒》："次年春，瘟疫大作，死者枕藉。"

　　② 造畜蛊毒：害人的巫术。

　　③ 姬公：姬旦，又称周公，周文王姬昌的第四子，辅佐武王灭纣，后又平定叛乱，制礼作乐。

　　④ 管夷吾：管仲，史称管子。春秋时期齐国著名政治家、军事家。

　　⑤ 谂（shěn 审）：知悉。

　　⑥ 弘光：明神宗朱翊钧之孙朱由崧（1607—1646）年号。1645年为弘光元年。

　　⑦ 常子馨逸：原作"尝子馨逸"。据《书药镜后》改。常醴，字馨逸。与蒋仪共同校定和刊刻了《医镜》与《药镜》二书。

香味也。额曰《药镜》，彪炳为篇，清英在句，使庸医展卷，先易上口，然后究心。曩庖牺氏①，教民耒耜②，而有《本草》；黄帝通变宜民，垂衣裳以治，而有《素问》；嗣后唐本③、蜀本④，亡虑⑤充栋，逞逞⑥如散钱百斛，塞破屋子，苦不得贯。是编行世，一屋散钱，尽归索子，以此面牺轩⑦而质之可已。虽然天崩地裂，迴思昔日，此乾坤何等时乎？刀死、杖死、缢死、水火鼎锯死，血为海、颅且山也。人求病死乌可得？安事药为？曰：否，否。药性明而奉牺轩之教者，即未必户长桑⑧而家俞跗⑨，要将无忝⑩长桑、俞跗之徒也。长桑、俞跗之徒比屋是，而人鲜病死矣。扩而充之，岂弟而君宽、仁而吏慈、惠而将帅出焉？我安见佐使君臣，仅在药笼？凡夫病死而外，刀死、杖死、缢死、水火鼎锯死之中，不又自有长桑、俞跗之徒

---

① 庖牺氏：即伏羲。《三皇本纪》："太皞庖牺氏，风姓，代燧人氏继天而王……养牺牲以庖厨，故曰庖牺。"

② 耒耜（lěi sì 垒伺）：古代的一种农具，形状像木叉。代指农耕。

③ 唐本：即《唐本草》，为唐《新修本草》的简称。由苏敬等编纂。

④ 蜀本：即《蜀本草》，原名《重广英公本草》。由五代后蜀韩保昇等编著。

⑤ 亡虑：大略，大约。颜师古注《汉书·赵充国传》："亡虑，大计也。"

⑥ 逞（wǎng 往）逞：常常。

⑦ 牺轩：伏羲、轩辕的并称。

⑧ 长桑：即长桑君，战国时名医。见《史记·扁鹊仓公列传》。

⑨ 俞跗：上古医家。《韩诗外传》《史记·扁鹊仓公列传》《说苑·辨物》均有载。

⑩ 忝（tiǎn 添）：羞辱，愧对。

也乎？唐陆忠宣公①暇时辄录古药书，良方不靳②，良相手供，良医蓝本。蒋子才不遇世，念切救时，出其月胆日心，拯一世之土肝石肺，宁纸费、无人费③，两间生气且蒸蒸从方册中氤氲而起，殆又以良医语为良相发嚆矢④矣，此其功胡渠出忠宣公下？不然，今天下杀人不坐罪，又讵止庸医也哉。噫！此又蒋子品晰药性之隐念也。

顺治乙酉中秋日砚亭居士支如增⑤撰

---

① 陆忠宣公：即陆贽，字敬舆，谥号宣，后人尊称其宣公或忠宣公。浙江嘉兴嘉善人。唐代政治家、医学家、文学家。曾居于忠州，集有《陆氏集验方》五十卷。

② 靳：吝惜。

③ 宁纸费、无人费：典出苏轼《墨宝堂记》："蜀之谚曰：学书者纸费，学医者人费。"俗语亦作"学书费纸，学医费人"。

④ 嚆（xiāo 箫）矢：带响的箭。《史记·孔子世家》："又嚆矢，响箭也。"嚆，吹竹管声。

⑤ 支如增：一作支如增，字美中，号小白，又号砚亭。明末清初学者、诗人。浙江嘉兴嘉善人。

序

　　古人仙踪道力，穷年入山，寻采不倦。彼所谓青精石髓①，饭饮皆奇也。其书不一二传，传矣莫能知其处，等之无传焉。鼎鼎②百年，人生流电，而病患疾苦，弹指相逢，即何得不明于药理，如昔人劝医之作也乎？然别药之性者，则有本草论疏诸书在，后人从而琢润之，著为小赋，或成短言，只见隔端，未融全理。斯其耳目见闻，多所不逮，管窥蠡测，无足怪也。吾兄仪用，负弘济苍生之愿，出入场屋③，见刖④执事，郁郁不得志，以为无爵位而有功名，其可以遂我弘济之愿者，业莫医若。遍访名宿，遂得宗旨于王宇泰先生，发其枕秘，有《医镜》一书，镌传海内，学人奉为指南矣。然而用克镜医，必先镜药，累累盈笼，徐徐拨剂，良与庸例类无殊，乃毫分缕晰，略焉不详，去而千里。故探原察委，其功盖不在手指下。仪用性好医，不啻若弃⑤之好穑、班⑥之好匠焉，斯其辨药准诸辨谷者问农、

---

　　①　青精石髓：古代服食所用药物，前者可制青精饭，后者可制药酒，故后有"饭饮皆奇"之说。青精，植物名，一名南天烛，又称墨饭草，为道家制作青精饭原料之一。石髓，即石钟乳，又称钟乳石，为古代服食矿物药，可制作钟乳石酒。

　　②　鼎鼎：蹉跎。晋·陶潜《饮酒》诗："鼎鼎百年内，持此欲何成！"清·蒋薰评《陶渊明诗集》："鼎鼎乃薪火不传意。"形容为名利而劳苦忙碌，不能继承、传授学术传统，将虚度年华而死的无奈之态。

　　③　场屋：古代科举考试的场所。

　　④　刖（yuè月）：割。砍断。《说文》："刖，绝也。"

　　⑤　弃：姬弃，系黄帝嫡系，周族远祖。性清静，好稼穑。

　　⑥　班：鲁班。姓公输，名般。鲁国人。生活在春秋末期到战国初期。

辨材者问工也。岁在乙酉，魏塘①春夏为弘光之元年，魏塘秋冬为顺治之二年，民之死于兵、死于疫者，盖踵相望，流尸塞河，暴骨莽野。仪用审处北村，恻然心伤，益无意章句业，乃集古今药性全书，并诸名家及金沙②用药秘旨，手自删订，编辑缀方，给药全活乡党贫人。又与常③子馨逸互相考论，砥琢词章，协以声韵，珠联星历，成书四卷，名曰《药镜》。仪用始窃窃心喜，出以示余。翻阅再四，见其综贯经疏，采猎百家，分寒温平热之科，调煎制忌宜之用，博说该美，可谓明尽。曩时著述，本帖浩繁。以彼较此，焚弃为晚。独念余埋头制义，几二十年，毛锥④运厄，世事如棋，无尺寸足树。比之达人显夫，毁败王事，涂炭生灵，至四海鼎沸者，犹隔云泥。仪用仅数月功，化身卢华⑤，施我术以拯当世，垂兹书以导后人。是余欲学杀人而不能，仪用求生人而立效也。岂可及哉！仪用近茸蓬编茨，驱儿辈及童仆，督耕陇上，暇时买药，归来悬壶街市，袖古今医说，研穷探味，云以自老，更将游名胜、访高隐，求丹砂于勾漏⑥，采紫芝于商山⑦。先倩丹青图小影以自怡悦，芒鞋竹笠，筐药携锹，烟霞冉冉，生于襟带，其脱然弃名而慕

① 魏塘：地名，今属浙江嘉兴。

② 金沙：代称王肯堂。其家乡金坛又名金沙，故称。

③ 常：原作"尝"。据《书药镜后》改。

④ 毛锥：毛笔。

⑤ 卢华：扁鹊与华佗的合称。卢，扁鹊家在卢，史有卢医之称。

⑥ 勾漏：山名，在今广西北流县东北。有山峰耸立如林，溶洞勾曲穿漏，故名。为道家所传三十六洞天之一。

⑦ 商山：山名，在今陕西商县东。地形险阻，景色幽胜，以商山四皓故事而负盛名。秦末汉初四皓曾在此隐居，采紫芝疗饥。四皓《紫芝歌》："晔晔紫芝，可以疗饥。"

道如此。余近有诗癖，食荠肠苦①，寒着生衣②，穷如郊岛③而才不逮，自喟无益。何日得买数亩山田，足以给家累④，终身从学其术，转杀人不得之末筹，为生人反掌之上德，未可异也。仪用珍此一编，世有桓谭⑤知其必传。无俟青精石髓延年益寿，人可世给，非古之谋一身者所能仿佛已。

顺治丁亥孟冬⑥弟云章⑦彦文氏顿首撰

---

① 食荠肠苦：谓生活贫困艰难。如孟郊诗句："食荠肠亦苦，强歌声无欢。"

② 生衣：夏衣。白居易诗句："犹道江州最凉冷，至今九月着生衣。"

③ 郊岛：中唐诗人孟郊、贾岛的合称。他们都遭际不遇，官职卑微，长年穷困，一生苦吟。

④ 家累：此指家属、家眷。

⑤ 桓谭：字君山，东汉哲学家、经学家、琴家。沛国相（今安徽濉溪县西北）人，博学多通，喜非毁俗儒。

⑥ 孟冬：农历十月。

⑦ 云章：蒋云章，明末清初医家，字彦文。嘉善人。

自 序

　　医者之视疾，其所最重，不外乎诊脉、问候、察色、聆声，准是以定方而已。至于药之为物，其君臣佐使之端、生克忌宜之用，古有成书，俗有定制，一工人能辨之，不几为末焉。已乎！然而世之所习者，恒也；其所未识者，变也。天地之理，包孕乎阴阳。阴阳之精，遍钟乎万物。产非其土者质不良，采非其时者气不足，贮非其器者力不全。是故同一物也，华实本末，用之不同，此易知也。至于经络所由分，表里所由异，辨之者茫然矣。同一剂也，多寡兼专，酌之不疑，此易知也。至于似是也而实非，似非也而实是，解之者惘然矣。古之神人，剖端著类，绘图立说，以救生民之危困，至详且尽。后之负奇才、具卓识者，又各据其所见之确然，以定为方验，垂诸来世，其书未尝不浩博也。乃述之者，取而折衷之，约其旨趣，务使裁于至正至备，则又难矣。生人之命寄于医，医者之心思手眼尽托之于药。究之不审则用之不精，用之不精则投之无效，且有大相刺谬反以为害者，药其可轻言乎哉？是故气之相感，性之相制，使其为功，适与疾符，不啻若石之于金、水之于火。然有药甫入于病者之口，患遂脱于肢体之间者，此由于察疾者之神，而不知更因于用药者之当也。仪生不敏，惟是凤龄①多病，栖身药炉丹灶之旁，探渊奥乎古经，订验征于时手，每自制一剂，沉吟反复，必究其病之从何而生，药之投谁而效。自是渐以试之家姻朋好，而一一有验。窃喜有得，爰辑此书。稽

---

① 凤龄：少年，早年。

之曩古①，删繁汇要，有以挈本草之大纲，传诸来学，理洽词明，更多扩旧赋所未备，不敢秘之枕中，私附于金沙宇泰王先生《医镜》一书之列，名曰《药镜》，并梓以问世。先生学贯天人，功高不朽，其所著撰，世宜奉为蓍龟，小子仪何敢冀其万一。然药之不明，医亦无术，未有不识二书之相须者。或有知己，以余言为不谬，行将尽出其生平所管窥者以质之。

时康熙二年癸卯四月朔旦②蒋仪仪用父漫识

---

① 曩（nǎng攮）古：古代，往古。曩，以往，过去。
② 朔旦：农历的每月初一。

书药镜后

　　春刍①伯鸾②，爨③栖子慎④，柴桑⑤采菊，桑苎⑥盟茶，非不足以自怡悦也，而于世竟鲜裨。尝思人不夭折，上寿无过耆颐⑦。婴年衰暮，分居大半。数十年内，不留传一事于人间。需人缓急，则亦负厥生成焉尔。手纂是编，始于甲申春杪，竣于戊子首夏。随收随弃，随汰随录。寒风暝雨，春枕秋航，寤寐以之，易稿凡数四矣。向往岐黄者二十年，前此犹从事举业，与弟五人相期建白，仰副生成。循举儿诠，次举儿诚，各授一经。一门之内，茂兴八业。甲申⑧以后，遂火去时艺，专此忘疲。使诸弟暨儿曹咸屏书学，农贾分营。余独结茅小村，身率家僮蔂畬⑨，暇则倚白藤，绕屋散步。乱风洒叶，夕照衔峦，

---

　　① 春刍：春天的青草。刍，喂牲畜的草。有成语"春刍秋秣"。

　　② 伯鸾：梁鸿，字伯鸾，汉朝人。家贫好学，不求仕进。与妻孟光共入霸陵山中，以耕织为业。后以"伯鸾"代指隐逸不仕之人。

　　③ 爨（cuàn 窜）：烧火做饭。《广雅》："爨，炊也。"

　　④ 子慎：服虔，字子慎，东汉经学家。河南人。"爨栖子慎"系用服虔匿名被雇佣为崔烈煮饭（"赁作食"）之典。

　　⑤ 柴桑：陶潜，字渊明，浔阳柴桑（今江西九江市西）人。东晋文学家、诗人。

　　⑥ 桑苎：陆羽，字鸿渐，别号桑苎，唐朝人。撰著《茶经》三卷。

　　⑦ 耆颐（yí 怡）：又作"期颐"。一百岁。《礼记·曲礼上》："百年曰期颐。"

　　⑧ 甲申：干支纪年。此指公元 1644 年，因发生李自成、张献忠等甲申之变，以及清兵入关等一系列事件，史有"甲申国难"之称。

　　⑨ 蔂畬（léi chā 雷插）：合指农具。蔂，盛土器；畬，后作"锸"，锹类农具。

与余心会。余与常子馨逸，总角①彪敏。馨逸该博典故，工擅诗文，尤穷《易》奥。亦自甲申，数验奇卜，灵函秘笈，兴蔚自心。余占之，以为宜医宜贾且服田也。乙酉夏秋，兵燹遍宇，余避居邑之极北，为思四②之钟奇浜，馨逸在破靴港口，相隔十里。梭子一舟，晨昏数织，小事必诹③。虽乾坤鼎沸，而我两人，闲闲冷冷，野水白云间。一时避兵之人，疑询馨逸，病则就余药，既鲜惊怖，亦乏死亡。两人医卜是求，不惮饥寒劳苦。余每得一书，凡属医药，彻首彻尾，回环数过，嵇锻阮蜡④，耽玩流连。与病人遇，三指下宛见六经，引为己任。不啻风檐⑤搦管⑥，呕心沥血。待有起色，始同揭榜，然后放怀。俗子见余尔尔，莫不叹曰：以是研攻制举，不蚤⑦鵷鹭⑧清华也哉？是殆未能深识余者。余正欲涤此浮荣，深微性命，以不负生成之意。向病诸急之自媚性情与世无裨者，正谓此尔。大方、婴孺、疮疡等科，半由记诵，半访友人。独金鎞⑨转瞳，专事

---

① 总角：童年时期，幼年。古时儿童头发两边梳辫如双角。

② 思四：思四区，为嘉善区划内地名。

③ 诹（zōu 邹）：询问，商量。《说文》："诹，聚谋也。"

④ 嵇锻阮蜡：原误作"稽煅阮蜡"。嵇锻，即"嵇康打铁"之典故。钟会访问嵇康，嵇康专心在大树下打铁而不及旁顾。阮蜡，即"阮孚蜡屐"之典故。阮孚酷好精制木屐，常自给木屐上蜡。蔡宏伟《宝绘堂记》："嵇康之达也，而好锻炼"；"阮孚之放也，而好蜡屐"。

⑤ 风檐：科举时代的考试场所。

⑥ 搦管：握笔；执笔为文。《唐书·令狐楚传》："楚在白刃之中，搦管即成。读示三军，无不感泣。"

⑦ 蚤：通"早"。《韩非子》："善持势者蚤绝其奸萌。"

⑧ 鵷鹭（yuān lù 鸳露）：鵷和鹭飞行有序，喻班行有序的朝官。《隋书·音乐志中》："怀黄绾白，鵷鹭成行。文赞百揆，武镇四方。"

⑨ 金鎞（pī 铍）：古代治眼病的工具。形如箭头，用治目翳。

眼科师学。以老母善眚①，故究心为逾切尔。是编之梓，以便初学，亦冀异人披览，怜余博济，或有同心，招之洞壑，精究厥因，然后施技人间，得大愉快。余将采药岭岩，醉卧云霞石磴足已。

时顺治五年戊子夏孟怸②园仪汇辑既竣率笔书此

---

① 眚（shěng 省）：眼睛生翳。《说文》："眚，目病生翳也。"
② 怸（yì 义）：困苦忧患。《玉篇·心部》："怸，困患也。"

凡 例

是编大义，悉遵古人。间有删补，则属金沙秘法①。博收精采，余盖留心数年。至协韵谐声，务文约义全，易于记诵。《医镜》之镌，骈车海内。今梓药性，仍以镜名。敢云鉴物至清，亦以璧合前书②云尔。

编分四卷，首温、次热、次平、次寒，义方四令。其中草木昆虫、金珠砂石之类，亦鱼贯雁行，次序不紊。更著拾遗、疏原、滋生等赋，譬十二气之不齐，通于置润，以为垂远无斁之纪律也。计《本经》所载，并海外奇方，种类浩繁。今特简治疗之必不可缺者，稽疑核实，翻覆③加详而后已。

采药期在春秋二仲。春初始萌，枝柔叶短，津润未散，淳浓在内。至秋风飒飒，枝叶干枯，津润归流下体。大抵春采采先，秋采采末，花实茎叶，各欲得其嫩熟之候。孙思邈云：古人自解采取，阴干曝干如法。远方来者，必求道地，是以十疗九瘳。今人采取，气候茫然，至于南北地宜，新陈真赝，悉凭市贩，眼无真识，所以十不五效也④。

凡药之在土者，中半以上为根，其气上行，病在上中二焦

----

① 金沙秘法：对明代医家王肯堂所传学术的尊称。
② 前书：指王肯堂《医镜》。据蒋仪自序，《药镜》系附于《医镜》之后，以《医药镜》而刊行于世。
③ 翻覆：多次，重复。
④ 孙思邈云……十不五效也：此处文字系约简自《备急千金要方》，原文：“又古之医者，自将采取，阴干、曝干，皆悉如法。用药必本土地，所以治十得九。今之医者，但知诊脉处方，不委采药时节。至于出处土地，新陈虚实皆不悉，所以治十不得五六者，实由于此。”

者用之；中半以下为梢，其气下行，病在下焦者用之。药之出土者，中半以上为苗，其气味上升；中半以下为身为干，其气味中守、下达咸宜，贵乎因病酌用，弗悖阴阳而已。

药宜预蓄，时当淳晏。城市安居，旦暮亟需，求之必得。万一村居风雨，或窜处遐荒，卒有奇疴，命悬呼吸。三年之艾①，用在一朝。仁人君子，能不思有备无患，料理在先乎？更有说焉，狼毒、枳实、橘皮、半夏、麻黄、吴茱萸，此陶隐居②所谓六陈也。他如大黄、木贼、荆芥、芫花、槐花、香薷之类，亦须陈者。

药味有咸苦酸辛甘淡，气有寒热温凉，及入脏入腑，血分气分，宜丸宜散，宜水煮，宜盐炒，宜面煨，宜生咀，宜火煅，宜酥炙，宜渍酒，宜熬膏，煎制老嫩，亦有一物几制，亦有宜隔汤火，不着铜铁。利药欲生，水少而多取；补药欲熟，多水而少取。古人立方，种种有法；名公新制，容有奇中。大约草木根苗，九月以前，采宜曝干；十月以后，采宜阴干。质硬而顽者，宜熬膏；性柔而润者，宜末服。

伤寒用药，严如定律；非同杂病，略可圆通。盖表症不可用里药，里症不可用表药，半表半里症不可用表药里药。故良医之治伤寒，如隆万③以前场屋中主师定元，一字一句不入彀④

---

① 三年之艾：备而应急之意。典出《孟子·离娄上》："今之欲王者，犹七年之病，求三年之艾也。"

② 陶隐居：陶弘景，字通明，自号华阳隐居。南朝南齐南梁时期道士、医学家、哲学家和文学家。著有《本草经集注》《名医别录》等。

③ 隆万：指明代隆庆至万历时期。

④ 入彀（gòu 够）：比喻合乎一定的程式和标准。

者，决不入选。而杂病治法，便如经魁亚魁①，偏锋正锋，无所不宜，要得题之肯綮②而已。

药有君臣佐使，共成宣摄合和之妙。宜一君二臣、三佐五使，又可一君二臣九佐使。宣者，君行意也。摄者，臣行令而统摄佐使，无不奉行君意，乃始成其合和。其间阴阳配合，子母相生，兄弟协和。有一物而根茎花叶、苗实皮骨可单行者，可相须而行者；又有异物而相刑、相需、相使、相畏、相恶、相反、相杀之不同科者。凡此七情合和之，当用相须、相使，而相恶、相反者所宜忌用。然又不尽尔也，若有毒宜制，有坚宜攻，有隔宜通，不妨径用相畏、相杀之药，如星家③所谓取克我者为用神④，其效倍捷，不尔则必杀人。黥布⑤、彭越⑥为我部曲，非高帝胆识，未便轻用。

毒药疗病，用如粟许，病去既止，不去倍之，不去十之，去病为度。至如胎骨胞衣，及炮炙生命，我固欲生，彼宁甘死？纵弭救一时，嗣后必遭奇祸。医道至仁，所宜亟戒。

病在胸膈以上，先食而后服药。病在心腹以下，先服药而后食。病在四肢血脉，宜空腹而药之于旦。病在骨髓，宜饱满而药之于夜。胃脘食胀者，服药之后，宜熨热物。肺经咳嗽者，

---

① 经魁亚魁：古代科举考试中，第一名称解元，第二名称亚元，第三、四、五名称经魁，第六名称亚魁，余称文魁。

② 肯綮（qìng 馨）：筋骨结合的地方，比喻要害或最重要的关键。陆德明释《庄子·养生主》："肯，著骨肉。綮，犹结处也。"

③ 星家：星相家。

④ 用神：传统四柱八字预测术中专用术语，指用于补救八字不足之处的天干或地支。

⑤ 黥布：西楚名将，封为九江王，后归附刘邦，封淮南王。

⑥ 彭越：楚汉战争时汉军著名将领，西汉开国功臣，封梁王。

宜乘熟睡，唤醒随呷。东垣①服药活法，病在上不厌频而少，病在下不厌顿而多。少服则滋荣于上，多服则峻补于下。又下药之具，有宜酒宜饮、宜水宜冷、宜热宜温之殊。如解毒之药，服宜微冷，热则使毒气反盛。凡分载②服三服者，要视人禀气强弱，病势轻重，以为进退加减，期药之力与病相及而已。

修合丸散，宜在五月上辰、端午腊日并腊月晦日前三两日，久而不喝也。若仙方救急之药，须是甲子日阳时合之方灵。如天冬、地黄滋润之品，宜剉曝独捣令细。若逢阴雨，以微火烘之既燥，候冷乃捣。凡烘湿药使燥，皆大耗。当先增分两，待筛末后称，乃为得法。投汤酒中者，不须如此。又曝湿药，置盆水上反易干。

论药诸书，无虑充栋，但能述其功效，而不究其所以奏功之故。是编目例嗣出备载经络之归、炮制之法、选辨之正、名谓异同之义，及有毒、无毒、微毒、大毒，相使、相反、相畏、相恶，一一分疏，于本文祇③发，明其治病因由，针锋相对，不爽锱铢而已。学人披览，如觌④金膏。

嘉善蒋仪用述

---

① 东垣：李杲，字明之，晚年自号东垣老人，金代真定（今河北省正定）人。金元四大家之一。

② 载：通"再"。《正字通·车部》："载，与'再'同。"

③ 祇（zhǐ 只）：同"祇"。仅仅。

④ 觌（dí 笛）：见，相见。

目 录

卷二

卷三

卷　　一

温　部

人参一

甘而微苦，温而微寒；气味轻升，功力浩大。助群药于力不足之处，回元气于无何有之乡①。气虚者大剂补裨，血虚者量为加减。破坚积，解惊痫。托不起之痈疽，活灰白之痘疹。难产之虚胎立下，内伤之劳热顿凉。虚热虚寒，无分表里；生津生力，不辨阴阳。浸蜂蜜，用润肠枯；渍人乳，还荣血脉。茯苓是领，导虚闭之淋癃；升麻以君，引陷伏之阳气。少服反滞，多服乃通。脾胃虚寒，胀而不食，斯为要药；肺肝热胀，嗽而作喘，用则违条。仲景云：汗后身热，亡血而脉沉迟，下痢身凉，血虚而脉微弱者，并宜投也。

北沙参二

生心血，能止悸惊；养肝气，更除癫疝。清痰嗽而痰

---

①　无何有之乡：空无所有的地方。《庄子·逍遥游》："今子有大树，患其无用，何不树之于无何有之乡，广莫之野。"成玄英疏："无何有，犹无有也。莫，无也。谓宽旷无人之处，不问何物，悉皆无有，故曰无何有之乡也。"

浓最当，益肺气而肺热尤宜。治血风瘙痒之疮，酒焙多效；攻丹田痛结之便，盐炒通神。岂非补脏之灵苗，养阴之仙药也欤。夫人参专补脾胃元气，因而益肺与肾，故内伤元气者宜之；沙参专补肺气，因而益脾与肾，故金受火克以致久咳者宜之。一补阳而生阴，一补阴而制阳，不可不辨也。

黄耆三

托疮疡，排脓止痛；助脾胃，理湿调中。消渴能医，则泻火退热；眩运可治，斯敛汗去烦。壮气弱者暑毒之侵，捍表虚者贼风之犯。癞而皮脱，苦参是我良朋；风而口噤，防风可为伙伴。劳热劳伤深得当，实痰实喘未相宜。发汗生加，蜜炙止汗。里虚者忌服，恐升气于表而里愈虚；表邪者勿施，恐益邪于皮而表不发。古云防风能制黄耆，黄耆得防风其功愈大，盖相畏而相使也。

白术四

白术①之为性也，惟其纳食，所以止吐，胃脾之功臣；惟其行痰，所以敛汗，湿热之苕帚 谓扫除也。利小便而肿退，实大腑而泻停。安妊佐以黄芩，消痞君之枳实。气实喘促，脾虚而无湿邪者，宜勿用也；血滞津枯，风寒兼湿而成痹者，可任投之。痘家毒盛尿多，切须禁忌。若见水泡之症，用麻黄根汁浸透焙干，取其达表以利水道也。

---

① 白术：此两字原承前省略，据文义补。

熟地黄五

补损伤之血，填作耗之精。伤寒后胫股发疼，新产后脐腹最痛。欲令五脏充实，是为良剂也。温寒小异于生地，滋补弗殊于奏功。古方避铁器同杵，白发因萝卜合食。又其性腻，闻砂仁之香则窜矣。能调五脏冲和之气归宿丹田，故尺脉微者桂附宜偕，尺脉旺者柏知同剂。

当归六

身守中养血，头止血上行，尾破血下流，全活血不走。气温而味带辛甘，随所引而各至焉。血实血虚大用，气壅肠滑少加。抑又闻之：归芍合则养中带敛，归芎合则养中带行，归耆并则养中兼补，归术并则养中兼生。配以生地芩连而血凉，配以棱术姜桂而血破，佐以地榆乌梅而血止，佐以蒲黄山栀而血清。痘家内热煎熬，以致血枯便结者，玄明粉内加大把之当归则血生，血生则大肠自润。

五味子七

救肺金于纁夏①，滋肾水于衰龄。久嗽肺嘶，虚烦口渴，是功首也。降气盛而能下，所以泻丙火而补庚金；续气短而令长，所以足元神而裨五脏。宜兼用于虚痰盗汗，勿单施于肺热血痂。多服之反成虚热者，岂非收补之功或骤也哉？火嗽忌用寒凉，须藉②其酸以敛尔。止霍乱与泻

---

① 纁（xūn 熏）夏：夏之别名。明·杨慎《艺林伐山·纁夏元冬》："《太玄》注：'万物丰于纁夏，耗于玄冬。'"

② 藉（jiè 借）：同"借"，依靠，利用。

痢，消水肿之腹胀。冬月咳嗽，盖为肺寒，肉桂干姜是其良友；夏时神力困乏，气不足也，参耆黄柏麦门冬者作彼同谋。另有一种色黄，稍重辛甘，能散肺邪，消酒毒。

百部八

散肺热而降气逆，定咳喘而杀诸虫。传尸骨蒸，饵之霍然。盖百部天冬，并治肺病。但百部温而不寒，寒嗽相宜；天冬寒而不热，热嗽应投。此为异耳。

远志九

消痰利气，驱惕镇惊。益肾水，又利膀胱，上通心志，而善忘以治；养心血，因生智慧，下与肾交，而强志以全。其苗叶名小草，仅治遗精，盖利小便者尔。

石菖蒲十

开心孔，九窍弘通，声音清亮；聪耳聋，鼻塞宣畅，松豁头风。宽女子之郁怀，长男人之慧思。腹疼或走者见效，胎摇欲产者即安。遭鬼击而神懵①，生调之汁急灌；因痢下而噤口，堪和米饮之汤。手足湿痹而不仁者，可使屈伸；痈疽诸肿之骤发者，能令消散。燥烈或于目赤有妨，芬芳能使精枯尤耗。辟山岚之瘴气，医寒湿之发痁②。

藿香十一

开胃以助脾，理肺以快气。止嗅暑秽之痛呕，疗感山

---

① 懵（měng 蒙）：昏惑；糊涂。
② 痁（shān 山）：疟疾。《左传·昭公二十年》："齐侯疥，遂痁。"杜预注："痁，疟疾。"

岚而寒热。芬芳堪敌口臭，燥热以致结阳。得砂仁与炒盐，平中恶之霍乱；加丁香与滑石，止吐泻于炎天。

香附十二

理气而郁痰开，温胃而宿食化。暖膀胱之冷气，则汁炒宜姜；散胸内之热氛，则酸炒宜醋。湿气盘于腰肾则寒，炒宜便；滞气淤于血中则热，炒宜酒。消坚积之痞气者，则咸炒宜盐也。老人多溺，益智同攻；妇人鼻塞耳聋，芎归互剂。炒黑者直透子宫，止崩漏而凝滞以决；生用者引之血分，兼调气而新血以生。气郁吐红，童便调下；癫疝胀痛，海藻酒煎。同乌药同甘草，盐汤和服，治心腹之刺疼；夹半夏与白矾，姜汁面丸，治停痰之宿饮。

缩砂蔤①十三

温脾胃而寒气散，磨食积而泻痢平；安胎气而呕吐止，祛秽气而霍乱宁。血虚多服，助火添痰；气虚多服，闭成胀发。问所与偕，理肺气者白豆蔻，补脾者益智人参，清肾者茯苓黄柏，行大肠行小肠者赤石脂、白石脂。佐以食盐，泡汤冷饮，干霍乱可平也；萝卜汁浸，焙干饿服，因痰气而作胀者可疗也。连皮炒黑，热酒调下，此又子痫昏冒之仙方也。

木香十四

苦入心，辛入肺，芬芳入脾。气逆痰壅，皆属于肺，

---

① 缩砂蔤：砂仁之别名。

卷一

一

五

故上焦气滞当用；中气停积，皆属于脾，故中焦气滞应投。大肠气结则后重，膀胱气阻则癃淋，肝气拂郁则作痛，故下焦气滞相宜。戒投于心痛属火，用夹黄连，防其走泄；禁用于肺虚有热，生磨入药，奏功尤易。总之是降气定痛、敌寒胜湿之剂。补遗以为行肝气者，盖谓心乃一身之主，惟心能帅气，则肺气调，肺气调则金能制木，而肝火自伏。实心之行乎肝气，非肝气之自行也。

肉豆蔻十五

积寒久泻以攻，伤食吐逆能治。专消肉积，亦妥脾家。脾得温而运化，则漏下除；肺得辛而气展，则淡渗施。五痔效及，止霍乱不难；八痢功全，涩积滞甚易。独磨为末，枣肉丸，糖汤下，立时开胃进餐；佐以木香，枣肉丸，米饮下，顷刻挽回久泻。

白豆蔻十六

益元阳，冷痛胃家亟去；消眼赤，气凝肺管能开。疗反胃而祛痰，进饮食而下积。故恶心吐食者，胃寒也，温酒下嚼三枚。小儿吐乳者，亦胃寒也，甘草砂仁末子①。

小茴香十七

开胃口寒痰之噎膈，散膀胱冷疝之冲心。调中而霍乱以平，止呕而诸瘘立起。破臭气，入两少阴；利小便，止

---

① 小儿吐乳者……末子：参《本草纲目·草部》白豆蔻条附方："（治）小儿吐乳：胃寒者。白豆蔻仁十四个，缩砂仁十四个，生甘草二钱，炙甘草二钱，为末，常掺入儿口中。危氏得效方。"

诸腹痛。盖辛温而快脾，宜多防其耗气。另有一种八角茴香，气味稍厚，功用略同。

草果_{十八}

寒胀能消，定气滞之霍乱；脾积可导，攻瘴疟之湿寒。散湿最神，大伤元气。与知母同用，治瘴疟寒热。盖草果治太阴独胜之寒，知母治阳明独胜之火。阴阳相济，和平无欹矣。

蓬莪茂^①_{十九}

破气中之血，而导结积停经；疗心腹之疼，而定奔豚霍乱。先入血因醋炒，先入气以火炮。性猛活像三棱，补药同行两便。

辣蓼_{二十}

味极辛，性极扬。辛则暖胃进食，扬则聪耳明眸。气归鼻舌，从肾走肝至足，透入骨髓。三冬足冷阳回，发冬藏之闭密，为甲胆之运用。水滞四肢，自能甲己^②合化；木强二月，反令肝助胃伤。另有一种名水蓼者，汁疗蛇伤，捋脚能消气肿。水红其子也，单治瘰疬。

使君子_{二十一}

健脾而化乳停，开胃而散湿热。故疳积消而便浊者能清，泻痢诸虫总除却也。米饮调成，治儿科蛔痛之流涎；

---

① 蓬莪茂：即蓬莪术。
② 甲己：胆脾。甲指胆，己指脾。十二经纳甲法："甲胆乙肝丙小肠，丁心戊胃己脾乡，庚属大肠辛属肺，壬属膀胱癸肾脏。"

蜜炙为末，治婴孺面浮而囊肿。

谷精草二十二

散心火相火之交扇，而喉痹宽；和胃家风火之上冲，而齿痛愈。鼻衄不止，下以熟面之汤；翳膜目中，副以防风之剂。调和罗匡之白面，摊贴偏正之头风。包扎羯羖[①]之原肝，煮药鸡盲之孩子。痘后目衣[②]，隐涩泪出，同蛤粉等分，蘸食猪肝；婴儿中暑，吐泻渴烦，须存性煅灰，米汤冷下。

生姜二十三

止呕吐，不分乎冷热；定喘嗽，独效乎风痰。通鼻塞于发热发寒，疗头疼于中寒中暑。制半夏而解毒，佐大枣以厚肠。去皮则守中而热存，留皮则行表而热散。然姜本治寒，而又能治火，何也？盖制炒芩连，每伴姜汁，以姜性辛热，使热从而受之。所以苦寒之剂，因其从而杀其热也。

高良姜二十四

敌寒气吐逆之疴，下心痛攻冲之气。转筋霍乱，酒毒兼镕。是姜亦结子，人称红豆蔻。味辛性热，其气芬芳。温肺醒脾，且疏噎膈；散寒燥湿，更裨肠虚。

郁金二十五

调逆气而止心痛，行瘀血而抹金疮。血溺血淋，并舒

---

① 羯羖：即羊。《佛祖统纪》："羯羖，羊也。"
② 目衣：义同"目翳"。考《本草纲目·草部》谷精草主治"目盲翳膜"。

郁结。臣以明矾，顽痰能化，故同末服而醒癫痫也。

姜黄二十六

泄热，以其苦也；散结，以其辛也。故主血分之坚积，下气能兼。又主气结之臂疼，散痈尤善。

麻黄二十七

去荣内之寒邪，泄卫中之风热。发表去节，敛汗连根节在内也。寒邪郁于肺经而咳逆者，宜㕮咀。春深夏月秋初，寒或传于腠里者，禁用。厚朴为使，表实能泻，气闭以疏；花粉相和，痈乳能消，乳汁顿下。佐独活以瘳脚气，臣甘菊以亮目昏。蓓蕾①之痈疽，行凉药内，用此即消；冰衿之寒颤，疏风散中，投之即止。痘家红紫稠密，皮厚不快者，内托解毒之剂，量人加入，自然稀朗。

紫苏二十八

叶可疏风，专治四时感冒；梗偏下气，尤除五内虚膨。化食清痰，安胎开胃。欲温中止痛，则藿香乌药以先锋；欲湿散暑清，则厚朴木瓜为行伍。得独活与苍术，而脚气兼除。同白芷与石膏，而口臭并息。发表则麻黄可比，而气虚弱症，宜避用也。其子润肺滋心，故能宁静咳逆，疏利浓痰。

川芎二十九

助清阳以止头疼，行血海以疏经滞。排风以燥湿，安

---

① 蓓蕾：本义指花蕾，含苞未放的花。此借指痈疽初起而未溃状。

妊又催生。理郁气以定诸疼，故曰血中气药。散暴寒以动火邪，故云久服暴亡。杏仁汁制，以痘家血不活者，能使之活。盖芎以行表，杏以润燥。痘之黑陷烂者，切勿误投。形小者抚芎①，力专开郁。更有说焉：诸经头痛，不同引药，各宜分别：太阳羌活，阳明白芷，少阳柴胡，太阴苍术，厥阴吴茱萸，少阴细辛是也。

防风三十

泻肺邪而升胃气，疗风湿而理目疼。同甘草麻黄，治风寒未曾发汗；伴黄耆芍药，能实表而止汗流。润大肠也，更定眩运之头颅；开郁结也，亦疗酸疼之肢节。续命汤用除口眼歪斜，通圣散用去周身湿热。若夫风在血分，则与当归；风在气分，则与白术。

荆芥三十一

辛香而邪辟，温苦而散瘰。行胸膈积血之凝，清肠胃瘀血之腻。散乎风邪而头痛止，疏乎血热而目暗除。妇人血风血运，小儿风疹瘰疮。阳明热病，与白头蚯蚓捣汁酒吞；口眼㖞斜，以等分薄荷熬膏频服。酒调穗末，产后中风而口噤立苏；童便煎服，产后迷闷而鼻衄并醒。盖皮里膜外之风，荆芥主之，非若防风之入骨与肉也。

薄荷三十二

发汗于头脑，清肿于目喉。丈夫虚热无干，小儿风涎

---

① 抚芎：川芎药材品种之一。参《本草纲目》卷十四："芎藭……出蜀中者为川芎……出江南者为抚芎。"

有益。失音痰塞，中风之疴，肺热咳嗽，阴虚之症，所兼治也。

藁本[①]三十三

上行治风，理太阳巅顶之寒痛。下行治湿，疗妇人阴内之肿疼。

细辛三十四

解少阴合病之首痛，在里温中；散三阳数变之风邪，上部得力。齿因胃火而痛，石膏并清；目因肝热而疼，决明偕效。肺气赖以宣畅，味以辛而入肺也。渗下不失其官，利水道而下行也。通耳窍疏便涩，且润肾燥；去内寒散浮热，更补胆虚。疗肢挛之与喉痹，医口臭之与血闭。只宜寒病，火症则非所该也。若或单服其末，恐有补肝闭气之虞。

白芷三十五

治头风之株目泪出[②]，消痈肿而止痛排脓。阳明分之头疼，燥痒皮肤并愈；漏下色之赤白，阴肿血闭齐攻。胜湿者风，泄风者汗。得天麻与僵蚕也，头面之风痰以逐；得芩连与苍术也，表里之湿热以驱。去腐烂以生肌，用之为内托之散；拨歪斜于口眼，咀之为续命之汤。

苍耳三十六

上达顶脑，兼能发汗。子焙香而酒浸，头风脑漏，风

---

① 藁本：原作"藁本"。
② 治头风之株目泪出：《本草纲目·草部》"白芷"条主治项作"头风侵目泪出"。

寒湿痹云平；末阴干其嫩苗，血风攻脑，头旋闷绝顿苏。

葱白头_{三十七}

发表通中，伤风头痛。浓为汁而瀹①以川芎，能安下血胎摇，及病痛抢心危笃。贴诸脐而烘以熨斗，能救阴毒腹痛，与厥逆卵缩唇青。煨热罨，金疮扑伤出血立止；炒热熨，少腹小便闭胀旋通。捣烂配盐，解蛇虫之伤毒；研匀椒和，奄②湿热之肿风。葱实主目明，葱汁主血溺。

秦艽_{三十八}

主骨蒸，及养血而荣筋也；攻黄疸，兼肠风而泻血也。祛风热，而平牙根之肿痛，并口内疮毒；利小水，而去风寒之湿痹，及肢节痛疼。正口眼之歪斜，资脱肛之痔漏。

香薷_{三十九}

口得之，则郁火散而臭息；肺得之，则清化行而热消。同参术茯苓木瓜，捷驱水肿；同厚朴黄连扁豆，顿解暑烦。霍乱吐泻之灵苗，调胃和中之仙草。血犁③舌上，一味单煎；鼻衄不休，捣汁水咽。然惟乘凉饮冷，阴邪闭遏清阳，而患头痛恶寒发热等症者，此能发越阳气，散水和脾。至若饮食不节，劳役忾丧之人，病由内伤，必须清暑益气，人参白虎等剂以泻火益元，则庶几可耳。

---

① 瀹（yuè 跃）：浸泡。
② 奄（yǎn 掩）：覆盖。
③ 犁（lí 厘）：黑色。

旋覆花四十

专理风气水湿，而解胸胁之结痰。亦治心下痞坚，而愈目中之眵矒①。

芫花四十一

芫花②辛苦，胀蛊能消，利水泻湿，化痰咳唾。

半夏四十二

和泄泻恶心，令人进食；起四肢沉重，去彼酸疼。惯扫脾胃寒湿之痰，亦助心肾血虚之火。痰厥头疼之利器，自汗烦渴之毒媒。勿施于肺热阴虚，咯衄诸血；忌用于胃气虚弱，脾阴不周。火痰黑、老痰胶，须加芩连瓜蒌海粉；寒痰清、湿痰白，须加姜附苍术陈皮。风痰猝中昏迷，要入皂荚天南星；痰核延生肿突，要入竹沥白芥子。俗嫌半夏性燥，易以贝母，殊不思贝母入肺，半夏乃走脾胃，何可代也？

天南星四十三

南星③主风痰，辛而不守；半夏治湿痰，辛而能降。下气利膈而消痈肿，散瘀堕胎而破坚积。可施于真中风牙关紧闭，并敷刀箭金疮。亦可疗破伤风口噤身僵，兼抹蛇虫毒螫。黄柏引以下行，牛胆制其刚燥。且牛胆者，益肝

---

① 眵矒（chī miè 痴篾）：眼睛眵迷，昏昧不明。眵，目汁，俗称眼屎。《广韵·支韵》："眵，目汁凝也。"矒，目不明。《正字通·目部》："矒，目不明曰矒，义与昧同。"
② 芫花：原无，系承前省略。今补。
③ 南星：原无，系承前省略。今补。

镇惊之药也，儿科良剂。有余之痰，南星治之，不足之痰，胆星能疗。

苍术四十四

燥脾土以去湿，补中焦以进餐。辟瘴气于山岚，功居发汗；逐瘟疫与痎疟，效在消痰。

白芥子四十五

除皮里膜外之寒痰，疏胸前胁下之冷气。脾醒酒解，妙似葛花；嗽止湿行，效同姜汁。下走则直却肾邪，上行则速开鼻窍。

前胡四十六

荡风痰之痞结，清热嗽之失音。咳嗽喘逆，火盛咽疼，盖风伤乎肺经也，惟此甘辛可解；头痛恶寒，身热骨疼，盖寒贼乎膀胱也，辛温惟尔能驱。小儿疳热，大人痰热，脾经之湿也，清理推兹；胎娠寒热，疮肿发热，邪之郁于肌表也，是能疏散。痘家用之者，取其气寒，以平胸次无形之热毒；取其味苦，以泄膈中有形之实痰。柴胡入少阳厥阴，前胡入太阳太阴。假如伤寒初起，当用前胡以散表邪。若误用柴胡，则苦寒之性，必引邪入少阳矣。惟是邪在半表半里，当用柴胡以清肌热，而或误用前胡，则汗多表虚亡阳，可立而待也。

白附子四十七

入肺以治风痰，而小儿急惊自止；入脾以治皮肤，而汗斑疥癣精光。风寒痰壅心经则作痛，寒湿邪伤血分则血痹。辛胜湿，温胜寒，故主面上百病，而上行药势也。

威灵仙四十八

去胸膈涎痰，而宣通五脏。治腰膝风湿，而管摄诸风。脚气入腹，而胀闷喘急者，温酒调而剂之；飞丝缠阴，而肿痛欲断者，汁可捣而浸洗。专下皮肤内木化之风痛，更可涤膀胱中湿积之宿脓者也。

莱菔四十九

辛冷在生，捣汁磨墨，吐血堪医；甘温在熟，下气利膈，消痰化谷。生用则升，升则发疮疹；熟用则降，降则松后重。衣裳污血，揉洗亡痕；杵烂醋调，傅疮灭毒。研匀频换，抹汤火而生凉；子散风痰，定喘嗽而消面。去膨胀，除蛊毒，散积垢。

蕺五十

善理热痰于肺内，故与陈年芥菜卤，同奏肺痈之功。兼清湿热于大肠，故煎新茎叶洗熏，立止痔疮之痛。

豨莶五十一

补元祛湿，明目乌须。展风痹麻木之不仁，助脚膝酸疼之无力。热蠚烦满，偏枯不遂，皆最效也。单用一味，蒸晒如法，蜜丸酒下，神妙无双。本经云，脾肾两虚，阴血不足，病不因于外来者，不可纵饵。

胡首乌①五十二

豁头面之风气，及皮肤燥痒，消瘰散痈；扶腰膝之软

① 胡首乌：即何首乌。

弱，并筋骨酸疼，长肌明眼。生精补血而乌发乌须，暖胃温脾而除崩止漏。截痃疟医所不知，止肾泄书犹未载。佐白芷，能止发痒痘疮；君寄生，驱风疾之作痛。制用温肾补肝，敛收精气；生服润推燥粪，可代大黄。风疮疥癣作痒，茎叶煎汤洗效。

覆盆子五十三

益肾添精，中年无子之神药；补肝明目，女人求嗣之要方。小便数频，服之寡溺。

骨碎补五十四

添精坚骨，去风毒之发疼。入血行伤，疗下寒而上热。青盐槐角，拌擦牙根，能令齿固；火炮乘热，耳聋塞治，耳闭兼开。包猪肾而煨酥，治肾虚之久泻；屑虎骨而酒下，起痢后之痿疲。盖肾主二便，久泻肾虚，不可专从脾胃也。

肉苁蓉五十五

壮阳益精，男子阳衰复举；强阴养血，女人阴绝重胎。补助过隆，反能动火。大便脾泄，不可误投。

仙茅五十六

入命门而扶衰火，则虚损劳伤、阳道痿弱之仙方也；补相火以助君火，则通神强记、长精明目之圣药也。脾虚腹冷不能食者，得其气之温，而运化自健；腰足挛痹不能行者，得其味之辛，而步履如常。

巴戟天五十七

添精而筋骨强，散邪而五脏妥。盖五脏之劳，肾为之主也。下气则火降，火降则水升，故肾气滋长，而诸虚自退。祛阴疝，以平小腹之引痛，并及白浊梦遗；补血海，以除头面之游风，更使志增气益。

刺蒺藜五十八

散恶血也，破癥结也，喉痹乳难、头疮阴㿉之妙药也。叶治风痒，可煮汤而沐浴也。至如沙苑蒺藜，则又味甘微腥，以其入肾益精，故主长肌明目而兼遗沥；以其止烦下气，故治咳逆伤肺而及肺痿。

胡芦巴五十九

达膀胱而冷逐，攻疝气而痛消。若夫面色白而如锡箔之死样者，肾蓄虚寒也，从参附而改容；腹膨胀而若脬球之吹气者，阴气下喧也，倚茴桂而息惊。

续断六十

治劳伤精竭于阳道之痿，扶胎产血漏于子宫之寒。治腰疼，能去风寒痹湿；续筋骨，何愁跌扑损伤。血尿血崩，止之既胜；滞血死血，行之又良。乳痈瘰疬殊功，肠风痔瘘立效。与女贞同，缩小便之频数；与山药并，固精滑与梦遗。

延胡索六十一

破癥瘕之结聚，止心腹之刺疼。调月水于胎前，清血运于产后。醋炒血止，酒炒血行。和血用炒，破血用生。蓄血瘀滞，因而小便尿血者，朴硝为佐，水煮晨吞。堕落车马，致使筋骨疼痛者，豆酒和调，每日二服。

泽兰六十二

芬芳而脾气舒，三焦通利；辛温而肝气邑，荣卫流行。产后虚劳，赖之养血；胎前怯弱，用以调经。行血而不排推，养血而无腻滞，所以为产科圣药；解头风之目痛，疏肢体之浮肿，所以为血家良剂。

益母草六十三

行血而新不伤，养血而瘀不滞。煎汤浴瘾疹，发痒自停。热血贯瞳仁，凉药济用。童便与酒同煎，临产用之必佳。子名茺蔚，明目益精，下腹中死孕，及止痛安胎；理产后血壅，并热入血室。能清凉其肝火，故血逆者下行；虽辛散而润滋，故水气为除去。

艾叶六十四

能温中开郁气，治带下兼湿除。而又安肝脾，止久痢，能使子宫虚寒者受胎；和气血，除漏崩，且令月事寒愆者渐准。用其寒，则生取捣汁，而理吐衄与血伤；用其热，则熟投醋炒，而熨风寒于怀娠。

韭菜六十五

清湿火，利小便。生则导瘀散郁，熟则和中益肝。故能去五脏之结胶，降胃脘之痰热。其根捣汁，下膈中血脉之瘀；其子壮阳，医白浊梦泄之症。《素问》曰：足厥阴病则遗尿，思想无穷，房劳太甚，发为筋痿，或为男浊女带。韭子能入厥阴，补肝及命门之不足。命门者，藏精之府，故同治云。

红花六十六

通行滞血于周身，必须多服；资养寸心之新血，在乎少尝。下胎死于腹中，产前圣药；疗口噤而血运，既产仙丹。捣苗梗，敷游毒殊功；夹胭脂，滴聤耳猝效。

山漆①六十七

跌扑杖伤，捣敷即愈；痢崩吐衄，末服旋瘳。临杖预吞，血不冲上；产后亟茹，下自走瘀。

白头翁六十八

散热而血凉，行瘀而泄下。既治热毒之血痢也，又医阴疝并鼻衄焉。

百草霜六十九

消积下食，止血散瘀。伏龙肝与棕灰，胎动下血者，服此无危；童便醋并白芷，产后崩带者，吞之即止。

刘寄奴七十

治心腹之刺痛，而下气固速；破经产之瘀血，而金疮最神。骨碎补延胡索同煎，治折伤血积。空心时，末二钱茶下，治大小便红。疮肿因于进风，掺末最妙；汤火所伤肌肉，捣傅②偏佳。

鼠粘子七十一

消痘疹之毒，而胎中淫火能降；利咽痛之喉，而膈上

---

① 山漆：三七之异名。三七为《本草纲目》所首载药物，列草部第十二卷，用为正名，"山漆"出释名项。

② 傅：通"敷"，《后汉书·华佗传》："傅以神膏。"

风痰可去。宣腰膝凝滞之血，有达表润肌之勋。桔梗麻黄取汁煮服，天花迟发，眉睫奏功。

胡荽七十二

味辛悦肺，故使少腹气通；温性快脾，故能散疹齐痘。止头疼而除肢热，消谷食而利二便。泡食同茶，则窍通毒解；渍吞配酒，则血散神伤。其子煎油，秃疮可傅；酒煎喷痘，红润堪夸。

芝麻七十三

行风气而通血脉，滑肠胃而润肌肤。嚼傅癣疮，疥虫自死；时餐乳母，儿热能凉。

甘松七十四

醒脾开胃，善降恶气。浴肌香体，能已心疼。

土木鳖七十五

除肿毒，疗乳上之痈疽；散血热，止湿热之腰痛。如泥擂碎，入沸汤，熏洗肛门之痔痛。合拌大黄赤小豆，油涂热肿之双荷释典①称两耳为双荷。番木鳖形小色白，味苦气寒，主伤寒热病与喉痹痞块者也。

蔓荆子七十六

散风寒，太阳分之头疼立止；去翳膜，风肿眼之眊昧②生光。消阳明风热，牙床间之动摇肿痛，仍复坚固。

---

① 释典：佛经。
② 眊昧（mào mèi 贸妹）：视物不清。眊，眼睛失神、视物不清；昧，目不明。

蕤仁七十七

散风邪以清热，调肝气而血和。故目肿赤疼、泪出眦烂俱治，上焦痰结、下焦气痞咸医。

辛夷七十八

能通鼻塞，以辛温外解肌表之风湿也；能定头眩，以芳香上逐阳分之风邪也。

款冬花七十九

辛散而心肺润，甘缓而咳嗽和。肺痿灵丹，痰喘上剂。兼明双目，更治心惊。识者称其得肾之体，先肝之用，出肺之邪。盖取水气之精灵，而造木天于未发。菁英于木，蕴火必隆，木则助肝火能克肺纵，非肺家之专药，而关肺最切。是以咳必因寒，寒为冬气，而肺受之为咳逆者，惟款冬为能治之。

杏仁八十

散肺家风寒之痰嗽，润大肠气闭之便难。盖肺与大肠相为表里，脏通则腑通，腑顺则脏顺也。研烂如泥，阴户虫蛆可杀；匀调轻粉，杨梅结毒堪搽。至如发热口干，狗肉之停胀也，成升煎服，有神功矣。然杏入太阴以下喘，主大肠气分之燥，病受于昼者；桃入厥阴以疗狂，主大肠血分之燥，患成于夜者。故昼便难而脉浮者，杏仁陈皮为要；夜便难而脉沉者，桃仁橘壳宜先。又虚人便难，不可过泄，可不知所以审处。

乌梅八十一

暖胃调中，安蛔敛肺。收摄浮热，故生津液而解心燥心烦；吸气归元，故止吐逆而除久疟久痢。煎汤代茶，火炎头上之疼立效；烧灰去核，黑痣之与死肌渐消。白梅味咸，功力少次，消痰霍乱兼止，醒睡酒毒亦消。

益智仁八十二

温脾胃而摄涎唾，暖膀胱而涩多尿。腹痛疝冲，用之调气；肠鸣肾泄，藉此补虚。能滚反胃之痰，偏补命门之火；固辛香以宣发，且润下而敛收。

丁香八十三

攻胃口之寒痰，止心下之冷痛。噎膈翻胃，用为劫剂；奔豚疝气，藉此引经。同白蔻藿香厚朴，治霍乱之因寒；加陈皮半夏生姜，治呕吐由伤冷。冬月痘疮寒阻，则入异攻散子①，温其寒以起发；拔去白须留孔，则与姜汁调涂，重生长而再黑。单末傅乳裂，姜服疗蟹伤。果犯寒科，投医固应。倘因火症，召祸匪轻。

沉香八十四

补肾暖腰，散肿导滞。治中恶闷绝，而调中气；定转筋吐泻，而止腹疼。开豁食气于膈胸，功犹破竹；导决痰水于肠胃，妙拟通津。下焦虚寒用宜，相火炎盛忌服。

乌药八十五

辛能快气，气顺则风自散、血自调，故主腹内胀膨疼

---

① 异攻散子：当指"陈氏异功散"。异功散同名方有多首。仅宋·陈文中《陈氏小儿痘疹方论》之陈氏异功散方中有丁香，主治"痘出不光泽，不起胀，根窠不红，表虚痒塌"。

痛；温能散寒，寒去则湿自除、郁自开，故主肾间冷气攻冲。止翻胃而缩小便，辟疫瘴而解蛊毒。平胃[①]同，能消婴孺积虫；磨水服，亦疗猫犬百病。阴虚内热服之，反令真气亏损。

陈皮_{八十六}

留白和胃补脾，去白消痰泄气。利水谷以宽肤肿，进寒邪以去腹疼。青盐制，则痰下嗽宁；白术同，则呕除吐止。佐甘草而补肺，偕桑皮而泻金。携杏仁以疏大肠之气滞，拉桃仁以通大肠之血闭。亡液自汗诸症，畏其辛散不守。核治腰痛疝痛，叶主乳痈肺痈。须知血症勿用气药，恐迫血妄行也；气症勿用血药，恐滞气不行也。

青皮_{八十七}

行血积，散气滞。松小腹之疼，摧痃癖[②]之块。引诸药至厥阴之分，下饮食入太阴之仓。专伐肝邪，能损真气。消瘟疟热甚结母[③]，须同鳖甲人参；止左胁郁怒作疼，佐以川芎肉桂。臣柴胡，能平两胁刺痛，醋炒为佳；君芍药，又伏火动胆经，亦须胆制。助土平木，劫疝明眸。要治诸惊，略加更妙。婴孩消积宜投，汗多汗过勿施。

厚朴_{八十八}

苦能下气，实满去、腹胀消；温能平气，湿满清、结

---

① 平胃：指平胃散。

② 痃癖（xuán pǐ 玄匹）：病证名。以脐腹偏侧或胁肋部时有筋脉攻撑急痛为症状特征。

③ 母：指疟母。

滞散。和胃而山岚之瘴厉以平，温中而甘肥之积聚以铄。定痛呕于暑秽，止吐泻于湿痰。疗水土不服之时灾，泻老弱三焦之元气。逐阳分之风邪，而除寒退热；驱腠理之寒湿，而气顺血和。若夫气血痹而肌肉死，最能开发；风火郁而三虫生，更能宣散。

槟榔八十九

走后重，杀三虫。化宿食而坠痰，破滞气而逐水。绝山岚瘴疟之战汗，杜湿热脚气之冲心。

大腹皮九十

疏胎气之有余，定霍乱之吐泻。能下气，气下则胀自宽；善行水，水行则肿自退。致中土舒畅，故云开胃健脾。消痰饮喘嗽，不让葶苈苏子。然其性品非属循良，涉虚者亦忌用也。

阿魏九十一

破癥积而辟恶气，却鬼杀虫，传尸可灭。

五加皮九十二

祛肝肾之风湿，而腹痛脚疼、疝气痹弱俱治；补中焦之虚羸，而坚筋止沥、益精耐老尤功。

山茱萸九十三

治头目昏花，起腰膝委软。涩精气之遗滑，补肾气之虚寒。阳不兴，齿不固，塞在鼻，聋在耳，竟请试之。

杜仲九十四

联络筋骨之离，复生精髓之竭。脚膝酸疼，不能践地，煎入黄耆苍术而见功；腰肾虚弱，难下床阑，丸用枣肉芡实而更妙。与牡蛎等分，汤调卧下，治病后虚汗及目中流泪；炒一味去丝，酒渍朝服，治风冷伤肾致腰背虚疼。

宣木瓜九十五

行肝气，主霍乱转筋；和胃气，止吐泻腹痛。腰肾酸软、脚膝无力宜施，消风水肿、清暑湿痹须用。从胃渗入膀胱，日久成淋，故曰气脱成收；扶土以泻肝木，脾昌肺健，故云气滞能调。

龙脑香九十六

芳香走心腹之实邪，而积聚惊痫、狂躁痰气可解；辛热搜骨髓之风湿，而目翳耳聋、喉痹鼻瘜俱除。若肉分风热勿施，泻后慢脾最忌。凡热壅气闭诸症，皆火郁也。火郁则发之，从治之法，惟辛温能发散耳。

皂角①九十七

辛散利窍，主风痹死肌，而咳嗽停；胜木者金，主头风泪出，而囊结解。搐鼻喷嚏立至，敷肿疼痛即除。和生矾，可吐风痰；拌熟蜜，捏为导箭②。皂角之刺，亦能利窍通关，直达疮所；更会溃脓消肿，铄尽毒肌。熬醋成膏，涂癣最效。

---

① 皂角：原作"牙皂"，据总目改。
② 导箭：中药传统外用剂型栓剂，法如蜜煎导法，取其通达。

肥皂核 九十八

荡肠胃之垢腻，则瘰疬疮毒除根；涤积久之秽污，则肠风血痢削本。独核肥皂，配药与巴豆煅同；蜡梨头疮，汤洗以油调抹好。

赤柽木 九十九

善走血分，使火毒透发心经；总理胃脾，令瘢疹头高肌里。宜疹痧之，首尾功十倍，于核取樱桃。倘热甚毒多，舌生芒刺，大渴谵语，瘢色紫黑者，三黄石膏汤内，加入大效。亦治年远新近诸风，更疗驴马热血喷毒。

荔枝子 一百

能益血养荣，然助火发热。其核入肾肝，散滞气，主心痛，辟寒邪。热疝以黄柏同，寒疝以肉桂配。

胡桃 一百一

通血脉，润肌肤。食积刊，命门补。同胡粉可纳发孔而黑重，同松脂可敷瘰疬以散结。生蜜捣与破故纸同，能益精延寿；带青采而全煅酒服，治鱼口便疮。须知胡桃故纸，合帮肾命。盖十二经之根本，全在命门。两肾育精血而恶燥，若肾命不燥，精气内充，则饮食自健，肌肤光泽，脏腑润而血脉畅矣。夫命门既通，则三焦利。故上达于肺，而虚寒喘嗽宁；下洽乎肾，而腰脚虚痛平。内而心腹诸痛，外而疮肿诸毒俱安耳。

松香 一百二

除伏热风湿而痹燥，疗痈疽恶疮而杀虫。松子益气补虚，松花心清烦解。松叶生毛发，去湿风，冻疮炙罨^①；松节可酿酒，医脚痹，骨节久风。

干漆一百三

消年深之坚积，而杀三虫；散郁血之久瘀，而清湿痹。

芜荑一百四

虫杀其三，兼治风寒湿痹；救疳与积，且医冷滑大肠。取仁推入蛀窠，牙虫作痛立已。

橄榄一百五

开胃气，酒后细嚼相宜；化鲠喉，抓破汁涂痕灭。能解河豚之毒，青沁醪傍。核医冻瘃^②之疮，煅灰油傅。

谷蘖一百六

能健脾，使食自消而气自下；能和胃，使中自暖而热自除。

醋一百七

酸敛壅热，逆血温行，故主胃脘气疼，癥瘕积聚，产后血运，去瘀生新。血虚藉以收神，疼咽痰涎能逐。和蚯蚓屎，可傅骡肿于周身；磨青木香，可止猝尔之心痛。鼻中血，治同胡粉；蛇蝎咬，治伴雄黄。磨南星以涂瘤疬，渍黄柏以疗口疮。飞面调围，是痛肿也；石灰和抾^③，非

---

① 罨（ǎn 俺）：覆盖。

② 冻瘃（zhú 逐）：冻疮。章炳麟《新方言·释形体》："浙江谓中寒肿瘿为冻瘃。"

③ 抾（qū 驱）：捞取。

狐腋哉？酸能助肝贼脾，脾病筋病均忌。

红曲一百八

养荣清血痢，相求在同气之伦；消积健胃脾，活血奏和伤之验。炒入六一散，日下三服，湿热泄痢者，盗去而邦宁。同香附乳香，等分酒过，心腹作疼者，气调而福致。

糯米一百九

温补脾胃而泻痢止，暖益肺气而自汗收。要之，粳去湿而健脾，糯滞气而生湿。多食粳，则腹胀而嗳气；多食糯，则胸闷而吞酸。功过各异者也。

饴糖一百十

少用能补脾润肺，多食则动火生痰。如误食稻芒，药过闷乱相宜；凡中满吐逆，酒病牙疳均忌。

大麦芽一百十一

萌蘖机生，育长元气。代脾化食，助胃消痰。挟半夏，耗上焦之血；随泽泻，消下肾之阴。一味炒服汤下，能令产妇乳回气转，甘以补之也；干漆同煅酒服，更令产妇肿退瘀消，咸以软之也。

神曲一百十二

脾胃健，谷食消。苍术相均，治痞满水泄；烧红淬酒，治食积心疼。作糊丸痰药，气和痰化；作糊丸嗽药，咳止嗽停。盖痰与嗽，俱因气动上逆所致。神曲能顺气而使肺宁，则脾胃之津液四布而荣筋脉，何嗽之有？

白扁豆一百十三

专清暑，故和中解毒而止霍乱；极补脾，故治痢除湿而蠲血脓。叶主蛇咬虫伤，花主赤白带下。蚝①蜇花螫，揉叶涂敷。

灵砂一百十四

镇神鬼之发越，而邪魅潜消；堕阳气之暴壅，而血脉循络。反胃经年顿定，小儿惊吐咸苏。

硼砂一百十五

辛散苦泄，解肺分火毒。噙化咽津，治喉中肿痛。兼消目翳障睛，更除噎膈翻胃。

炉甘石一百十六

通血脉，散热风。煮以黄连，佐以龙脑，点目而赤翳消；孩儿茶佐，醋先淬煅，油调而下疳抹。

磁石一百十七

养肾气，聋耳可通；填精髓，目昏可亮。盖以性能摄铁，善引肺金之气，走入肾宫，使子母相生，则相火不攻自去，故主治如上也。

雄黄一百十八

禀太阳之精，佩孕妇转女成男；辟阴祟之扰，解百毒中人肿痛。散肺经之气结，而鼻瘜消；去积滞于大肠，而癖气醒。通行气血，接骨续筋；燥湿杀虫，疮家要药。

---

① 蚝（cì 刺）：刺蛾科黄刺蛾的幼虫。俗称"洋辣子"。

赤石脂一百十九

降火益血，则阴能养心而目明；心气摄收，则与肾下交而精补。甘温能通血脉，而痛疽可平。然酸涩，又能固崩漏之虚脱，达下能除湿热，而疮痔易瘳。然体重，又能下不落之胞胎，盖降而能收者也。仲景桃花汤，治下痢脓血，佐以干姜粳米，取其入下焦血分，而温补肠胃尔。白石脂色虽不同，性情功效，实无不一。

花蕊石一百二十

能下胞衣，亦落死胎。刮末傅金疮之出血者，使不作脓；火煅治产妇之血运者，使不上泛。瘀血停留宜服，虚火妄行忌之。服后令人大虚，急以补剂培助。

硇砂百二十一

咸苦入血软坚，溃痈烂肉；辛温散结除冷，癥破毒消。目翳胬肉共谁扫，杏仁净汁；面上疣痣同谁点，铁锈硼砂。

紫石英百二十二

散气结而补心神，温子宫不令嗣绝。醋淬可敷痈肿，水煎亦治瘿疯。

发灰百二十三

入心除热，而小水淋浪；入肾益阴，而膀胱通利。和血结之痛，散气闭之肿。立止崩漏鼻衄，煎膏拔毒生肌。

雀卵百二十四

补暖两肾则精足，而阴痿强；通行下焦则气降，而带溺利。耳聋主以雀脑，头血即主雀盲。雄雀粪善散消，宜外用。顽痈难决，入药罨顶可以代针；速效竖蛾，糖拌绵包待其噙咽。首生男乳调点，胬肉攀睛顿除。

阿胶_{百二十五}

安血虚胎动，止血热吐衄，定痿弱之喘，止休息之痢。崩带宜投，痔漏可入。同葱白生蜜，滋润老人之燥秘；同天冬生地，培扶肺肾之枯虚。治肺痿，同桑根白皮；入痢药，并槟榔枳壳。

麝香_{百二十六}

杀三虫，去面䵟_{音孕}，痈疽疔肿如神；骨髓透，经络开，翳膜泪眵多效。水研服，可消口内肉球；清油调，可灌中风不省。催逆生难产而易落，疗鼠啮蚕咬之成疮。同生桂末以饭丸，那怕食诸果而成积者作胀伤脾；得天竺黄与金箔，何忧梦鬼交与鬼疰者急惊中恶。风侵骨髓用此即消，邪在肉肌服之反入。

霞天膏_{百二十七}

渗透肌肉，而皮肤流注之痰结消；搜剔窍毛，而中风偏废之痰迷醒。

白马溺_{百二十八}

攻癥瘕伏梁①，平绞肠急痛。收茄秆，尿浸三朝；炒末研，点牙即落。

---

① 伏梁：病证名。指脘腹部痞满肿块一类疾患。治有伏梁丸，方中有白马溺。

海螵蛸百二十九

入肝养血而除崩带，入肾益精而消阴肿。加片脑，点去赤白目衣；加麝香，吹止耳疮脓出。炒蒲黄同末，已舌肿之血流；干胭脂油调，停脐疮之渗血。

五灵脂一百三十

破血矣，临产生用，少腹疝气能行；止血矣，吐衄炒加，崩漏血痢可止。胡连芦荟，疳积之眼同功；没药乳香，心痛之疴混用。痰血凝结，血气刺痛，木香半夏同煎；眼白混黑，血溃怪病，单末二钱汤服。然不但能治血，兼能去风。冲任经虚，风袭荣血，以致崩中暴下，与荆芥防己，治崩义同。

白僵蚕一百三十一

治中风失音，喉中痰若锯响；主肤疮瘾疹，身上痒似虫行。搐搦定，黚①黑祛。小儿惊痫夜啼，女子崩中赤白。助肺气，除风湿有功；平相火，拔疔毒极效。痘家用之于解毒药中，喉痹用之于甘桔汤里。生熟白矾，同吹急喉风痹；炒研入蜜，调敷通白口疮。晚蚕蛾，固精滑而能壮阳，鸳交不倦，兼敷玉枕生疮；二蚕沙，去风湿而起顽痹，瘫缓可立，亦治血崩瘀宿。纸上种壳，血热生风顿和；麝入煅灰，牙疳缠喉俱效。老蚕皮蜕，痘疹目翳并施；存性末吞，排脓穿毒最速。

---

① 黚（gǎn 赶）：面部黑色。《广韵》："与䵟同，面黑。"《集韵》："面黑色。"

全蝎一百三十二

治小儿瘛疭惊痫，酒炙入麝，脐风①口撮②皆医；疗大人中风痰毒，裹炙薄荷，风痰耳聋俱豁。

蜈蚣一百三十三

治肿毒，而横痃③立退；祛寒热，而温疟自平。去恶血，堕妇人未产之胎；搜邪风，疗小儿急搐之悸。炙研水下，解蛇瘴于岭南；猪胆末调，涂天蛇④于手指。

---

① 脐风：病证名。又名四六风、七日脐风。指新生儿破伤风，因脐部感染所致。

② 口撮：同"撮口"。病证名。又名撮风、唇紧。为脐风的三大主症之一。症见唇口收紧，撮如鱼口。

③ 横痃：病证名。又名外疝，指梅毒发于腹股沟者。

④ 天蛇：病证名。即天蛇疮。

卷 二

热 部

黑附子—

理六腑沉寒，浮而不降；疗三阳厥逆，走而不停。合气药以暖胸家，而吐泻立止；同血药以强阴分，而肌骨能坚。祛上焦之风寒，则咳逆呕哕治也；祛中焦之寒邪，则腹痛霍乱治也；祛下焦之风湿，则踒躄①拘挛治也；祛血分之虚寒，则癥瘕瘀积治也。四逆汤用以回阳矣，理中汤用以扶脾矣。八味丸用之助命门火衰，以生脾土矣；金匮丸用之平水泛膨胀②，以定痰喘矣。斑龙丸，取其直入少阴，补诸虚损，髓竭精枯矣；真武汤，取治太阳多汗，水反陵心，筋肉跳动矣。若伤寒直中阴经，阳虚气弱之病，奏捷无双；倘阴虚内热，血少温疫厥逆诸科，杀人匪细。有如汤剂冷饮，其说何居？盖以阴寒在下，虚阳上浮，治以寒则阴甚而病增，治以热则阳抗而不纳。热药冷吞，下嗌之后，冷气既消，热性旋发，不违病情而曲尽药力，经所谓热因寒用、反治之妙也。

---

① 踒躄（wō bì 喔闭）：瘫软、瘫痪之疾。
② 膨胀：据仲景金匮肾气丸化气行水之主治，当作"臌胀"。

干姜二

脾胃之寒结开，心肺之冷嗽散。热为血虚能止血，因冷滞能行。担痛呕之结阴，扶脉绝之阳痿。生逐寒而散表，炙温胃以守中。君黄连泻阴火，配归茴疏疝气。痘家灰白，用以更容。至若吐衄崩淋，诸般妄行之血，反佐黑姜以止之者，何也？盖物极则反，血去多而阴不复，则阳无所附。得炒姜之温，助阳之生，则阴复而归于阳矣，血奚不止乎？

草豆蔻三

蠲腹痛而呕吐息，散脾寒而胀满消。痰饮藉以道疏，冷气仗为温解。消中焦之积滞，剂入人参养胃之汤；治寒疟因气虚，同彼枣姜与熟附子。白蔻清高，草蔻燥急，专主风寒客邪之在胃者。

佛耳草四

下痰作喘，能祛肺胀。止哮发嗽，大救金寒。

破故纸五

起阳衰，燥阴湿。利妇人之血气，益男子之髓精，止肾冷之精流，补肾虚之腰痛。肠鸣泄泻应用，下虚上实须遵。气燥浸蒸，理宜久凤；津枯火盛，谁敢少投？加肉蔻木香，宜虚寒泄泻。胡桃剥肉，皮褪泥研，炼蜜为丸，数钱酒下，明眸益肾，功烂岐黄。

牵牛六

功专水气，化生属火。退肿满，追虫追积；通二便，胞胎会堕。除壅滞气急，破痰癖癥瘕。若气中有湿热，暂泄肺邪；倘湿热在血家，误投金损。欲入气分枳壳引，而须藉术苓芍药以固气之真元，则牵牛仅泻其气分之邪也；欲入血分大黄引，而须仗芎归芍药以养血之原本，则牵牛仅泻其血分之邪也。详考其效，则又达右肾命门，直走精隧。李东垣用治下焦阳虚，以盐水炒黑，佐沉香杜仲故纸官桂诸药，深得补泻兼施之妙。

大蒜七

止霍乱转筋，除吐泻脘痛。温中消食，解毒散痈。生用则破，熟用则补。多食则血耗目昏，且肺伤脾损。烧熟独头蒜，绵裹纳下部，两便气闭立通。剥皮生捣烂，捏饼贴足心，鼻血流红自住。

肉桂八

入肾经，以驱下焦之寒湿；行肝气，以解一切之筋挛。破癥瘕，可消瘀血；通月水，可堕鬼胎。治心腹痛之由犯寒，主腰膝灾之因冒冷。得朴硝归地，捷下腹中之死胎；得牛膝当归，用开冬月之交骨。盖肉桂桂心，治寒邪客里诸症也。

桂枝九

辛散投肺，甘温悦脾。暖荣卫，发伤寒之风邪，邪祛表密而汗自止；开腠理，散皮肤之风湿，湿去头清而痛自除。轻浮上焦，以泄奔豚；横行手臂，以止麻木。又追痛风于肩背，更逐疝气于膀胱。痘家活血药中，少加薄桂一二分，则血行而痘自通畅。盖桂枝治邪客表分之药也。气薄者桂枝，上行而能发表；气厚者肉桂，下逮而补肾虚。总之，桂为阳中之阳，壮年火旺，并体热妊妇忌服。惟命门火衰，不能生土，完谷不化，及产后虚弱，是圣药也。

吴茱萸+

通寒塞之咽喉，开胸中之冷闭。厥阴头痛，用以引经。权用①下浊气之乱于心胸，少用攻膀胱肿疼之寒疝。吞酸呕吐，是火非宜；腹痛肠鸣，属寒堪剂。单煎热服，发汗于冬月之感寒；少许加盐，条分于脾泄之清浊。寸白三虫作恶，煎服顿驱。枝疗二便格闭，口衔立解。虽云治痛最捷，然痛在中脘者，生姜治之；痛在脐腹者，干姜治之。惟小腹少腹痛者，须此阴经至阴之药也。若痛久而火动于中，少添黄连为妙。

川椒+一

散风邪，除六腑之寒湿；脾胃暖，补相火于命门。乌须乌发，聪耳明眸，君以补阴凉血之药；心腹冷疼，脚气寒湿，用彼布包火熨之方。单服于空心，收轻粉水银之毒；同煎与葱白，浴囊疮疥痒之虫。蛔动吐呕，炒加则头伏；肾气上逆，引用则归经。消伤饱停食之成痞，下感触杨梅②之流祸。食物拌擂，毒除辟秽。椒目下行渗道，不

---

① 权用：重用。宋·朱熹《四书集注》："权，秤锤也。所以称物而知权重者也。"

② 杨梅：病证名。即杨梅疮。以疮的外形名之，即梅毒。

行谷道，故能泻水燥湿，定喘消蛊。炒研酒下，肾虚耳鸣，崩带肿满，均可治也。

巴豆十二

禀火性之急速，兼辛温之散飏①。削坚积而荡脏腑之沉寒，利闭塞而通水谷之道路。单炒使黑烟将尽，痈疽腐肉之不落者傅之；烧煅与白矾共灰，天丝入咽而生疮者吹入。热毒之性，对待阴寒太过，坚凝闭塞，而阳火潜消。死灰不活者，何也？下顺水性，热助火气，一用而两得之，其功独也。若夫木土金水之不及，纵有可下之条，服之则木抑而胀，土陷而废，金燥而炎，水涸而结矣。

酒十三

领百药之长，血脉通行；润众体之肤，邪氛辟易。醇酒吹两鼻，治鬼击如刺诸疼；任量饮至醋，解马气入疮肿痛。瘴疠驱，癥结解，荣养功高；烦懑散，药力帮，怿怡情妙。过饮则炽相火，湿中之热丛生。肺因火而喘痰，脾因火而困倦，胃因火而呕吐，心因火而昏狂，肝因火而怒加，胆因火而忘惧，膀胱因火而精枯，甚者瘠嗽吐衄，流祸靡涯。要之，嗜酒者频醉而生湿热，宜寒药以散之；量浅者偶饮而脾受湿，宜温药以行之。

硫黄十四

扫疥癣秃头，除腹胁痃癖。脚冷衰疼，是命门之火弱

---

① 飏（yáng扬）：开放。

也，惟酸补之；阴蚀疳痔，为下焦之湿气也，惟热能散。

砒霜十五

风痰可吐，截疟除哮。更善落胎，杀虫枯痔。厘毫或用，多必毒人。磨绿豆而水饮之，庶几堪解。

紫河车十六

先天禀气，诸虚百损，劳五伤七之仙丹；后天成形，益精补血，阳助阴生之上药。捣末杵膏俱可，蒸煮火候须知。甘草升麻纳瓶同瘗^①，年久化作清泉。丹疹狂言，发竖虚痞，诸热饮来宣爽。

脐带^②十七

乃真气会聚，故补元益肾。胎毒脐湿，烧灰与尝。久疟虚寒，煅末畀^③饮。

人牙齿十八

痘疮为风寒外袭，紫黑倒陷者，用之可使热令复行。若昏沉而伏毒在心，气虚白塌者，误投反致郁闷声哑。酥调煅末，作脓易溃于乳痈；山甲同研，阴疽陡起其沉黯。

鹿茸十九

振下元之真阳，而小便不数；通周身之血脉，而腰脊止痛。热蒸骨里，服之自平；血去溺崩，投之即应。髓肾蜂蜜同煮以壮阳，生地同煮以实骨。夫鹿角解于夏至，是

卷二
三九

---

① 瘗（yì 亦）：掩埋，埋葬。
② 脐带：原作"初生脐带"，据总目改。
③ 畀（bì 弊）：给予。

以补阳；而麋角解于冬至，于阴有裨。故麋角专入左肾，而麋茸力更胜之。

鹿角二十

水磨服，治脱精尿血；醋磨汁，涂疮疡痛肿。熬成白胶，不惟补中益气，且疗吐血劳伤；不惟止痛安胎，亦调血崩淋带。同川芎，上补面部之血；同归芎，中补脾胃之血；同熟地，能固下肾之元；同槐花，兼止大肠之红。痘家热炎炽盛，以致真阴灼烁，加之于凉血解毒药中，则养阴而阳自退矣。

虎骨二十一

壮筋骨，而见驱风[1]之力；强腰膝，以奏补阴之功。治惊悸及犬咬，逐寒湿于经络。若血不足以养筋，以致筋骨疼痛者，宜少用之。

蟾酥二十二

疏九窍，发臭汗。消积杀虫，力主温暖通行；拔疔散痈，义取以毒攻毒。入药依方，外治殊有神效；煅制如法，内服勿过三厘。

---

① 风：原作"疯"，据文义改。

卷 三

平 部

甘草一

健胃调中，助气补血。和腹中之急痛，缓诸药之燥寒。火毒之泻攸资，痈肿疮疡取其节；渴嗽之医是赖，胸热茎痛取其梢。附子理中汤用防僭①上，调胃承气汤用虞速下。膈上痰澼②，何以泄之？十枣饮中，大黄同使；项下结核，何以消之？溃坚汤内，海藻并加。虽云中满忌咀，下焦勿哎。然不满而炙用大甘，为之补也，兼散表寒；中满而生用细甘，为之泻也，且除大热。经云：以甘补之，以甘泻之③，以甘缓之。盖甘位乎中，可上可下，可内可外，权变合宜，方能尽其升降浮沉之妙耳。

麦门冬二

清心火之有余，克停血涌；补肺金之不足，气短能长。佐人参为生脉之方，祛暑蒸之热嗽；君五味为滋化之本，理水泛之寒痰。由厥性之微寒，去肺家之伏火。夫火

---

① 僭（jiàn 鉴）：越礼，超过。
② 痰澼：即痰邪澼聚于胸胁之间所致病证。
③ 以甘泻之：出自《素问·至真要大论》，谓："少阴之胜，治以辛寒，佐以苦咸，以甘泻之……少阳之胜，治以辛寒，佐以甘咸，以甘泻之。"

去则肺金凝，凝而生水，水盛则心清而神静矣。盖阳明经湿热昌炽，熏蒸于肺，发为痿躄。治痿独取阳明，是究其本。经言麦冬治痿①，抑亦寻原之论乎？

百合三

润肺咳血以停，散痈诸热得解。退腹内之热则胀消，苏心内之烦则痛歇。肾主二便，热去则便水津淫；甘能补中，热清则气海充溢。产后血狂可镇，颠邪胆惑能澄。香隆子夜，夜服之而功多，昼茹之效或浅也。

桔梗四

载诸药以上浮，引诸药而入肺。理浊气乱清以宽膈胀，散风邪痰嗽以止喉疼。鼻塞能通，音哑可亮。合童便疗痰嗽喘急，夹甘草治肺痈吐脓。妊妇腹疼，煎生姜而同服；小儿客忤，研烧末与麝吞。欲中缓而上行，亦须甘草；欲宽中而下气，无如枳壳。肺气郁在大肠，则痢疾而腹痛，用苦梗以开提；伤寒寒实结胸，同贝母与巴霜，以温中而破积。总是苦以泄之，辛以散之。

紫菀五

苦入心而泄痰火，辛入肺而散滞气。所以肺痿立瘳，脓血不从口出也。同马牙硝以噙咽，开缠风之闭喉；同天麦冬以卧尝，劫久年之血嗽。色白味辛者，谓之女菀。治

---

① 经言麦冬治痿：麦门冬虽列为《神农本草经》上品药，但无"治痿"之记述。至《名医别录》始载其"愈痿蹶"。至《本草正义》有论："《别录》又以麦冬主痿蹶者，正是《内经》治痿独取阳明之意。"

女人小便卒不得出，亦主肠中积病，以致面黑者。盖面属阳明经脉所荣，逐肠中之陈郁，面色自开，此亦治肺郁之一证也。乃若惊痫寒热，当用青蒬；膀胱久寒而支满，当用黑蒬；饮酒夜食而发病，当用黄蒬。各以其色相从焉。

山药六

补脾与胃，心气之烦渴以凉；填肾于腰，精髓之热流并治。清头风目眩之热，则邪去脾健，而肿硬消；调肠枯便滑之虚，则土盛金生，而干咳止。

莲实七

清心醒脾而止泻痢，补中益气而疗泄精。候过经霜，破房堕水，是曰石莲，尤治心虚赤浊，噤口久痢。莲须清心而吐血平，益肾而精气固。莲房通达血脉，劳怯吐血者，煅灰与服；荷叶生发阳机，痘疮倒靥①者，配药同吞。又叶象为震②，所以能愈雷头风③也。能散血，能消渴。其煮饭也，能升提胃气。叶蒂偏能守中安胎行血。藕汁去胃家之热，渴则饮之；藕节泻血中之火，衄则捣之。生吞有耗血之谭，熟食有肥脏之语。

芡实八

善补脾胃，使土得其宜，则水不受克，而火无盗食之虞；兼安心肾，使精气有归，则白浊自止，而梦无遗泄之

① 倒靥（yè业）：痘疮内陷之象。靥，本义指面颊上的微涡。

② 震：八卦之一。《周易·说卦》："震为雷，为龙，为玄黄……其于马也，为善鸣，为馵足，为作足，为的颡。"

③ 雷头风：病证名。以头痛如雷鸣响，头面起核块为主要表现的疾病。

患。同杜仲理腰膝之酸疼，又医脾湿；同甘菊豁聪明于耳目，更使志强。

黄精九

甘入脾而补中，润入肺而益气。惟其中气强，脾胃实，故能除风湿而壮筋骨，填精髓而耐寒暑。实胜叶根，花更胜实。丸膏堪饵，酒散并宜。至若美容加寿，轻身断谷，必俟久服修炼，斯获兹勋。

丹参十

养心神而烦闷解，扶肝气而风热除。补肾之虚，使志定而骨壮。行气与血，医眼赤而消痈。热酒调吞，寒疝顿平，并少腹及阴相引痛者；酒煮温服，堕胎立稳，且调经破瘀兼补新焉。

钩藤十一

直走心肝，则风静火息；清理寒热，则惺痫定惊。

牡丹皮十二

清肠胃之宿血，行积聚之瘀红。止骨蒸无汗，除血中伏火；调胎前经脉，下产后胞衣。痈疽用之，消肿住痛；痘家用之，凉血排脓。清胃汤中止牙疼，快癍汤内散血热。何也？为其养新血而攻坏血，固真气而行结气耳。

大小蓟十三

凉血且行，下气兼补。故女子赤白沃，血热及吐衄者，皆可疗也。根叶生捣其汁，童便并入酒中。肠痈脏毒，如水救火，跌扑血运，亦可治者。大蓟功多，小蓟功逊。

鳢肠_{十四}

能凉血，湿热之赤痢医；能补精，肾虚之齿痛疗。汁涂眉发，生速而繁；膏点鼻中，停疼益脑。灸针发痋①，傅之立平；脾胃虚糜，误吞成泻。青嫩车前等分，杵汁煎温，候饿时而频呷，小便红溺徐收；单令瓦上焙研，酒液米汤，和微末而使吞，痔漏肠风兼治。

王不留行_{十五}

逐痛出刺，除风散寒。偕止血之药，以疗金伤红放②，痈毒兼消；同凉血之药，以治鼻衄心烦，难产并救。古人命名之意，谓彼能主合身之气血，留行惟命，无异于王。王不留，则气血之留者行矣；王不行，则气血之行者留矣。若夫血出不止，与难产无乳者，不既反乎？彼此咸宜，义盖取此。

射干_{十六}

降咳逆，散老血于心脾；化热痰，消咽喉之结核。佐利剂以平便毒，伴鳖甲以除疟母。

天麻_{十七}

主头风痰气之眩，火症非宜；豁风痫痰气之迷，又该惊悸。盖肝主筋，位居下，辛暖入肝，逐风散湿，故能利腰膝而强筋骨，活血脉而疗痈疽。

---

① 痋：疑为"痋"。痋（xuè 血），疮里空；疮大者。
② 红放：出血之意。

甘菊十八

补水以降火，火降则热除；益金以平木，木平则风息。故能利一身气血，逐四肢游风。止泪淋而镇乎烦热头眩，祛目翳而散乎肤湿风痹。地黄同酿，变老人皓首成缁①；汤共葛根，解醉汉昏迷易醒。

木贼草十九

伐肝邪，则血生而目翳自退；益血藏，则木平而崩痢是医。去其节而烘过，发汗至易；治火郁及风湿，升散不难。

决明子二十

除肝热目疼，疗翳膜泪出。研糜涂肿毒，贴脑止鼻红。谷精草与猪肝同蘸，痘余目翳无忧；菊黄花与甘草并煎，怕热羞明改照。

独活二十一

善行血分，能敛能舒。治颈项腰疼，奔豚瘕疝；散痫痉运眩，挛痿湿痹。君荆翘，解下身之痈毒；主苍术，治两足之湿肿。佐黄柏，血崩之止如神；君查根，痘毒之祛极效。独活气浊而入少阴，助表而条达乎气血；羌活气清而入太阳，发表而通彻乎荣卫。古方羌独并用，厥旨深哉！

羌活二十二

能入气分，可散可升。驱肌表之湿风，手足太阳并

---

① 缁：原作"淄"，据文义改。缁，黑色。

入；和周身之痹痛，巨阳疽腐兼瘳。足太阳少阴经头痛乎，当与川芎并驾。足阳明少阳经口斜者，秦艽可与偕焉。目症用之，而治羞明瘾涩，肿痛难开；风疾用之，而治痿痉癫痫，厥逆强仆。并苍术，理风湿甚捷；佐麻黄，开腠理堪夸。

葛根二十三

清暑而除热，解肌而散邪。腠理之通，功居第一；痘疮之起，效实无双。酒毒消于熟蒸，热渴解应捣汁。其汁之寒凉也，专理天行时疫、热毒与吐衄焉；其粉之甘冷也，善解酒后烦热、二便之燥结焉。葛叶疗金疮，葛谷① 主下痢。葛蔓煅灰，喉痹单方。如伤风温热二症，既经发汗，而表邪不解，必须干葛之甘寒，清肌以退热。假令误用辛温，必致多汗亡阳。若邪在太阳，未入阳明，弃辛温而用甘寒，反能引寇入里。倘斑疹已呈红点，汤名禁用葛升，恐表虚反增癍烂耳。

白沙糖二十四

主腹心热胀，能止渴生津。甘蔗除热和中，消痰解渴，助脾气而清酒毒，治噎膈而润燥便。黑沙糖功逊于石蜜，而甘温过之，助热且湿，多食齿伤。嚼共鲫鱼，疳虫孕育；吞同鲜笋，癥积俄成。

蒲黄二十五

清膀胱之源，利小肠之气。疗跌扑伤损，理风肿痛

---

① 葛谷：葛的种子。

疮。佐黄柏、君故纸，崩漏殊功；伴槐花、使条芩，肠风立效。襄①韭汁，堕鬼气虚胎；协五灵②，解儿枕骨痛。吐衄唾咯者，血热妄行也，炒用旋瘳；凝积癥瘕者，血瘀乱聚也，生投即破。

荆三棱二十六

破血中之气，年深坚积以除；具斩关之能，面煨醋炒可用。小儿惊痫痃癖，人参同煮，蒸羹呷之；妇人瘀血作疼，胡索灵脂③，地归君式④。

牛膝二十七

引血药行于腰脚，减上盛而益下虚；引补药入于肾肝，填髓亏而通经闭。盖补肝则筋舒血活，而痿痹之体屈伸；益肾则膀胱气清，而牝中之痛和缓。得朴硝归地，立下胞衣；得加皮碎补⑤，风除鹤膝。竹木刺肉，嚼烂多堆；老疟久缠，单煎连服。卒中不识恶毒，捣生根敷上即瘥；尿管涩痛几危，煮浓酒饮之立愈。妇人血癥血痕，迟留月事，并有弘勋；产母血运血虚，儿枕痛疼，咸能奏绩。他如痰封喉闭之症，同明矾少许，捣烂取汁，仰卧滴鼻，男左女右，须臾痰涎涌出。更有一法，雄土牛膝一两，同真麝一钱，捣匀镕蜡，搓成长条，插入阴户，睫时坠胎。所

① 襄（xiāng 箱）：帮助，辅佐。
② 五灵：即五灵脂。
③ 胡索灵脂：延胡索、五灵脂。
④ 地归君式：以地黄、当归用为君药。式，以……为榜样，效法。
⑤ 加皮碎补：五加皮、骨碎补。

不宜者，脾虚气陷、腿膝湿肿并能屈而不能伸立诸症也。

菟丝子二十八

入肾少阴，至和至美。虚可以补，实可以泻，寒可以温，热可以凉，湿可以燥，燥可以润。能暖子宫久冷，兼救阴痿淋沥。续伤养肌，虚肾寒精正治；强阴坚骨，膝腰冷痛兼攻。君以莲实、薯蓣、人参，实脾止泄；偕以甘菊、谷精、草决，肝养眸明。生碎其苗，面斑可涤。

石斛二十九

上平胃气虚热，而吐哕兼致；下补肾经劳弱，而崩带交更。温子宫，多生孕育；强腰膝，免致伛偻。定志却惊，善驱冷闭。夏月酒蒸一味，代茶泡饮多功。

萎蕤三十

质性醇良，气味和缓。虚寒劳疟最效，风温自汗见长。故其于阴精则滋益，能使虚损之火息，而目痛眦烂、上盛下虚者适平；于阳气则加增，更令茎中之寒祛，而湿注腰疼、风淫四肢者尽解。若夫为养气、为驻颜、为益血，数效全功，必须同黄精、同桑椹、同首乌诸般制药。

石龙芮三十一

主肾冷而遗精难禁，祛湿痹而痛痒不知。通关节为拘挛之用，平胃气为吐逆之施。

草薢三十二

苦以燥湿，则风热不生，而膀胱宿水自去；甘以益血，则荣卫相和，而遍体顽麻可医。若下部风湿，因而肾虚，以致腰疼者宜服；倘阴虚火炽，因而溺沥，以遗茎痛者勿咀。去浊分清，可疗白浊。

白及三十三

辛为金味，收为金气，故损肺之吐血能医；泄热者苦，散结者辛，故痈疽与鼻衄能疗。

通草三十四

引气上达，泻肺明目，故能唤乳汁；引热下降，行经散结，故能消痈肿。善排小肠之火郁，兼导膀胱之水闭。解烦哕，开耳聋，打起脾疸嗜卧；出声音，通鼻塞，催生难产鬼胎。

木通三十五

利诸经之窍，气滞心疼者，大把加煎，且定惊悸；泻小便之实，火疼湿肿者，斟酌量用，兼导闭淋。君火为邪，宜用木通；相火为邪，宜用泽泻。利水虽一，用各有差。盖木通能泻丙丁之火，则肺不受邪，上流开豁。惟水源既清，则津液自化，而诸经之湿与热，皆由小便去矣。

茵陈蒿三十六

专理溲便，膀胱对剂。盖疸因脾湿，而脾恶湿，乘水泻则湿消，湿消则土厚，而疸自愈矣。山茵陈亦能除湿，结热尤清。蓄血发黄，非其所宜。

防己三十七

消腰脚之风湿，喜于下部多功；治手足之禁挛，虞其亡血遗害。去下焦肿痛，膀胱中之邪火必须；如热郁肺经，津液有不行者最忌。

土茯苓三十八

去风湿，健脾胃。风湿去则筋骨利，脾胃健则荣卫从。是以去浊分清，能解轻粉银朱等毒；典阳①释痹，兼瘳淫猥缠结诸疮。

金银花三十九

解肌肤之疔肿，消毒排脓；主血痢之热烦，频尝益寿。藤有忍冬之号，益血和中；膏熬稀痘之丹，内痈兼理。

燕脂四十

浸汁滴聤耳，活血解痘毒。嚼点眼眦，痘乘肝窍尚尔易位；乳拌匀涂，婴孩鹅口自转清宁。破裂见乎乳头，同蛤粉而傅愈；肿痛并乎漏疮，匀猪胆而搽平。

蓖麻子四十一

性善吸而能收，力能通而走窍。无名肿毒，副可立消；口眼㖞斜，敷之便止。涂脚心，胞胎立下；涂巅顶，肠产捷收。恶沫满中，水研服，吐而水癥愈矣；疮疡遍体，榨取油，涂而风热除矣。同紫背天葵等分，水煮嚼吞，看消瘰疬；同羊脂麝香山甲，煎摩膏贴，亦治偏风。

苘麻子四十二

炒末蜜调单服，统治冷热痢之赤白；猪肝蘸炙磨吞，

---

① 典阳：疑为"兴阳"。土茯苓可治湿热下注之阳痿，有兴阳功效。

兼医翳膜眼与倒睛谓拳毛倒睫也。痛肿日久无头，咽下一尖透发。

茯苓四十三

赤入血分，渗湿止泄；白入气分，下气化痰。隄①防土陷，土实而痰消；疏通水溢，水消而肿退。单用有伐肾之虞，兼用有益肾之妙。磨为末，调服艾汤，能疗血虚心汗。合黄蜡细咀茶下，卒然聋耳能医；同椒目等分煎吞，水肿溺艰可治。偕生地以熬膏，趁空心而盐饮，则又帮心肾气虚。梦遗白浊，痘将灌浆者禁用，恐利水而浆不能灌也。若见水白泡，以升麻汁制用，取其散表以利水也；若见红紫泡，以茜草根制用，取其行血以利水也。盖脾恶湿，小便快利，自然除湿健脾。然湿既祛，津宜少，何以止烦解渴。良由白为金色，肺部能培，得补肺金自能生水。且膀胱专藏津液，上连于肺，得肺气化之，津液自从兹出耳。

茯神四十四

滋化源，育养元阳；镇灵台②，摄收魂魄。退虚热而水道畅，消虚痰而梦寐宁。固遗泄之不禁，定健忘之恍惚。

琥珀四十五

安魂魄，杀鬼祟，利淋沥，速产胎。散血晕而目翳

---

① 隄：同"堤"。

② 灵台：古台名。系百姓为周文王所建造，故址在今陕西西安西北。此喻君神，代指心神。

摩，破癥结而心痛息。与防风丹砂是佐，胎惊者猪乳调吞；同葱白煮汁清芬，转胞者二钱温服。倘金疮闷绝，童便调服细研。若傅药其伤，使血立停，新肌骤起。血少便难，用之反燥。古人有云，茯苓生于阴而成于阳，琥珀生于阳而成于阴。茯苓禀浅，可治气而安心利水；琥珀年深，能治血而镇心化气也。

柏子仁四十六

入心养神，入肾定志。芬芳则脾胃所欣，聪明长益；润泽则肺肝所悦，滋养枯肠。叶苦涩而带微寒，主诸血洎①夫崩带，去湿痹生新肌，尤所擅长。白皮主火灼疮，凉血长毛修发。枝则气倍于叶，而入肢节；干则气烈于枝，而治全身。至如肝木受制，怒而乘其所胜，则青白之色，见于大便。惊从脏发，法当用实。又若忧恚呕血，乃金情胜木所致，呕伤血脉，则叶为恰好矣。

酸枣仁四十七

补心血，益肝气。解虚烦于惊悸，安魂魄于怔忡。却人健忘，治人多睡。多睡因乎胆热，以竹叶为引经；不得眠者胆寒，以姜汁为行导。同人参白茯，米饮服其一钱，止睡中之盗汗；取核煅存性，研细水调量下，出肉内之刺芒。心若虚寒，炒研才妙；心有实热，生末为良。

龙眼四十八

补心主君神，旺脾子蒙休，故荣卫充。又能益血，心

---

① 洎（jì季）：及，与。

家血满，肝母纳福，故神魂妥。

枸杞子四十九

补阴血，退虚劳，除热身凉；益肾水，清肝火，目明照炯①。因肾虚而眼花者，麦冬生地入青葙；缘房劳而腰疼者，杜仲芡实加牛膝。此效惟甘产者为然。至夫土产，但能除脚湿，利大小肠，清心退热而已。

女贞实五十

益中气而安五脏，强筋力而去风湿。伴淮生②、首乌，能补肾虚；同益智、金樱，能固精滑。蒸熟作丸丹，至老无白头之叹；化灰点发孔，更生有绿鬓③之权。从甘菊、蒺藜、地黄、枸杞，使精彩增入瞳人④。佐五月旱莲、四月桑椹，返童颜还于耄老⑤。叶长而子黑，是曰女贞。叶微圆而子红，俗号冻青者，但能治风虚，肌肤裨益而已。

楮实五十一

消水补脾，明眸聪耳。其树汁涂癣蝎，其树皮利小便。叶主身热之婴儿，梗主痒腾⑥之瘾疹。俱可煎汤洗浴，令疮长肉生肌。

----

① 炯（jiǒng窘）：明亮。《说文》："炯，光也。"《苍颉篇》："炯，明也。"

② 淮生：淮生山药。

③ 绿鬓：乌黑亮泽之鬓发。

④ 瞳人：即"瞳仁"。

⑤ 耄老：指老人。

⑥ 痒腾：疑为"痒痛"。

枇杷叶五十二

暑呕能和,大消燥渴;兼清肺热,喘嗽立宁。痰火与麦冬并施,反胃与芦根同用。偕以凉血保肺之剂,定哕声恶浊而长;佐以补阴清火之汤,调经事先期发热。

枫香脂五十三

走肺燥脾,而恶氛辟;活血凉血,而瘾疹平。稍入轻粉麝香,掺便痈之脓血;量与香灰匀和,擦年久之牙疼。

桑寄生五十四

善益血,能令肾气足而腰痛除,牙齿坚而须发长;兼祛湿,能令风痹散而顽麻止,筋骨健而内伤复。同当归、续断,治血虚骨痛并背强之儿;同阿胶、艾叶,治胎动腹疼及产后余疾。

密蒙花五十五

润肝燥热,攻目因疳气,而翳泪俱除。芜花狭小,密蒙差大。小花治咳,大花治肝,宜详厥用。惟眼因热伤血分者,用之辄效。倘因气分,及风寒所致,非其宜矣。

山楂五十六

行气血而不伤,产妇泄瘀通滞,故儿枕①和平;消肉积而不刻,小儿理胃健脾,故疹疮起发。痘家不得已而用参,以此监之为稳。至若神曲消谷食,麦芽化面停。生冷伤脾,法宜温中,须以二陈、吴茱萸配;油腻伤脾,法宜

---

① 儿枕:病证名。儿枕痛。

燥湿，须以干姜、半夏、平胃散襄。

苏木五十七

活血于内伤发热，调血于经沮①作疼。破产后欲死之血奔②，散损扑难行之血聚。皂刺并用，则驱痈肿之血死；四物并用，则滋骨蒸之血枯。同川芎以疏血热，而头目清凉；同红花以行血瘀，而真阴复长。

桃仁五十八

治血热之皮肤燥痒，调血滞之月水后先。至于大肠血秘便难，捣加辄利；小腹血凝作痛，剂此顿平。多用则苦胜，破气滞也；少加则甘夺，缓肝急也。若夫桃枭③之为物，疗中恶腹疼，杀精魅五毒。盖其通滞散血，功有同于桃仁者矣。惟叶主客忤、阴户虫痒。花性美、驻颜色，胶性流、通淋沥。

竹沥五十九

寒而经火，能缓阴虚之大热。清火养血，兼宜产后与胎前。血虚不食者宜加，痰涎最下；三阳闭结者始服，脾胃易伤。小儿天吊④能平，妊妇头旋扶起。解伤寒而挟痰见祟之病，醒中风而失音不语之人。凡手足四肢、皮里膜

① 经沮（jǔ 举）：经闭。沮，终止。
② 血奔：病证名。即"产后余血奔心"或"产后血奔"。
③ 桃枭（xiāo 消）：经冬不落的干桃子。《本草纲目·果部》第二十九卷"桃"条下桃枭："桃子干悬如枭首磔木之状，故名。"
④ 天吊：病证名。天吊风。为惊风的一种，其抽搐表现为缓慢无力，时发时止。

外之痰，加以姜汁，无微不达。自汗烦热，消渴为良。若夫笋者，虽有利气止渴之功，实不宜于疮余毒后也。

竹蛀屑六十

甘能解毒，平则兼散。汤火漏管，蚀脓长肉。麝香腻粉同吹，聤①子耳脓消痛；黄柏细研调抹，臁疮湿毒无虞。

猪苓六十一

行水退肿胀，清暑疏胎水。盖脾家湿热，流入膀胱，少用为佐，能止遗精。然淡渗而燥，大损肾水。症非湿实，久服丧明。

郁李仁六十二

利小水之通，而周身之肿退。亦润大肠之燥，而气血之结融。齿痛龋疼，根皮并用。

棕皮灰六十三

棕皮灰②苦，苦能泻热。苦又带涩，涩可固脱。故止崩中带下，而兼疗肠风赤痢。亦治鼻衄吐红，又能破癥消瘀。

柞树皮六十四

能燥湿而热除，退湿热之黄疸者也。枝善下走而窍利，开难产之交骨者也。

血竭六十五

久疮不合，敷此即收。蜜陀僧与同谋，止痛生肌更

---

① 聤（tíng 亭）：耳病出脓。《广韵·青韵》："聤，耳出恶水。"
② 棕皮灰：原承前省略，据行文对仗而补。

捷。光彩透红，方为道地。引脓不住，幸勿多加。

粳米六十六

长五谷以独尊，继先天而益气。血脉精髓，充溢因之。筋骨肉肌，强健由此。小儿胎出赤肉无皮，粉蚕白粳扑敷皮幔蚕白粳，粳米之蚕熟而舂白者，粉磨之，作粉幔，皮顿生而包肉，如帷幔之幛物也。

黑豆六十七

活血散风解毒，偏头风痛宜投；下气利水热除，产后血昏可用。

赤小豆六十八

止泻而水利，行乳而渴消。逆气敛于甘酸，故主吐逆而排痈，且消水胀；辛平散夫湿热，故主卒澼①而健胃，又助土脾。

胡麻六十九

有益于虚羸湿痹中风，更宜于大肠郁火燥结。初生婴孺，咽以绵包，而胎毒辄解；谷芒刺咽，汤下炒研，而响喉快利②。与蜂蜜同煎温服，孕妇血枯难产顿生；与清油生灌使哇③，病人诸毒临危立解。熬膏入药，止痛排脓。更有乌脂麻油，甘寒滑利，夹醋煎吞，疽毒便不攻于其内。

---

① 卒澼（pì僻）：病证名。急性下痢。

② 快利：流畅。宋·朱熹《答蔡季通书》："自觉语意塞拙，终不快利也。"

③ 哇：呕吐。

黄麻仁七十

清胃热而荣卫调，去风热而汗出止。疗血枯之经闭，下乳还宜。润血燥于胎前，催生更善。研汁煮粥，诸如产后老人，汗多便秘俱治。饮汁数升，更以油浸肛门，截肠怪病能瘳。合沐秃头，丛生毛发。

金银箔七十一

刚钻制木，实重镇心。肝木平则风热退，而精血自长；心神定则惊邪去，而五脏疏沦。

铜青七十二

淘眼暗，吐风痰，敛金疮，去腐肉。

礞石七十三

厌食积，坠宿痰。用药稠痰，痰根实热，掺鼓应桴；概施血痰，痰属阴虚，抱薪救火。

人乳七十四

灌溉阴阳，元气渐成其发育；充和五脏，腠理永恃为荣华。点眼增明，补血生彩。妊妇病热，婴儿禁食，食则生痱。少女清凉，老髦①宜吮，吮则延寿。隔汤以炼，凝作乳球，则痘危虚热之仙方也。

乌骨毛鸡七十五

五行具备，故能和五脏，而崩带兼调；养血益阴，故能补劳弱，而津液自长。老雄鸡冠血，涂颊上㖞正口斜，

卷三　五九

① 老髦（máo 毛）：指老人。髦，毛发。

和酒吞善能发痘。诸虫入耳宜滴，中毒舌胀须含。鸡肝去肝热目衣，鸡矢利湿热臌胀。鸡子黄敷肿毒，易破易溃，兼能温中暖胃，益阴壮阳。鸡子清治伤寒少阴疼咽，并涂汤火灼伤，热毒红肿；鸡内金疗鹅口卵蚀①牙疼，亦除便溺涩痛，健脾消积。抱出卵壳，取其蜕脱之义，研末而障翳堪磨；卵内薄皮，和以紫菀麻黄，久咳而气结可服。然其用各有不同：丹雄鸡起阳，治男子阳虚精冷，女人经闭淋沥；乌雄鸡起阴，治男子阴虚不足，女人血虚劳热。有识者须辨之尔。

牛黄七十六

镇狂言乱语于伤寒火炽，醒口噤失音于中风痰迷。保大人之诸痫，安魂摄魄；攻小儿之百病，定志清心。

黄明胶七十七

疗跌扑损伤，活血最效；散背疽初起，解毒能神。

龟板七十八

上补心血有亏，因而降火；下补肾元不足，所以滋阴。攻痔漏，脓干肉长；治肠风，痛止血消。令健忘之多记，使不睡之安寝。续筋骨而囟门自合，逐瘀血而难产催生。亦止血痢，兼治骨蒸。

鳖甲七十九

益阴虚，而去骨蒸之热；治温疟，而消腹内之癥。阴

---

① 卵蚀：病证名。即阴蚀。考《本草纲目·禽部》附方项鸡内金治"阴头疮蚀"。

脱在分娩，须之无代；女劳兼复病，在所必资。

蜂蜜 八十

甘归脾，除烦热；润归肺，悦容颜。炼熟水调，产后渴烦可止；醮生翎刷，褪落痘后抓痂。煎滚入升麻，治天行虏疮①遍体；细末加牙皂，导阳明大肠燥结。夫蜜性缓质柔，故主润脏腑经络。而蜡性涩质坚，故又能疗久痢泄澼焉。同阿胶与黄连治痢后之腹痛，同阿胶兼归连者产后下痢乃多功也。

露蜂房 八十一

辛散苦泄，固主惊痫瘈疭，癫疾蛊毒。而味咸又能软坚，故牙疼虫肿，瘰疬肠痛，亦可治也。

五倍子 八十二

躁急②杀虫，收敛肺气。从外治风热，则蜃齿宣，痔癣鼻疮。燥老痰顽湿，又主生津明目，止泻涩精。

白龙骨 八十三

安魂定魄，多梦之施；固精涩肠，脱肛之用。疮敛肌生称圣，盗汗崩带通神。龙齿单入心肝，镇惊而安魂魄。

---

① 天行虏疮：病证名。《本草纲目·虫部》"蜂蜜"条附方引《肘后》："天行虏疮：比岁有病天行斑疮，头面及身，须臾周匝，状如火疮，皆戴白浆，随决随生，不即疗，数日必死。差后疮瘢黯色，一岁方灭，此恶毒之气。世人云：建武中，南阳击虏所得，仍呼为虏疮。诸医参详疗之，取好蜜通摩疮上，以蜜煎升麻，数数拭之。"

② 躁急：《本草纲目》五倍子功用未见"躁急"之说。据下文有"燥老痰顽湿"，疑为"燥湿"。

蛇蜕八十四

蛇性上窜，消风杀虫。蜕灰入肝，散邪惊定。天粉①羊肝同煮食，痘余障翳疑神；蜕蝉②髪髪酒同餐，逆产横生最效。耳中痛痒流血，鹅毛管斜盛少许吹之；脐疮出水浮浆，鸡蛋白湿调微末傅与。

---

① 天粉：即天花粉。

② 蜕蝉：此指蛇蜕与蝉蜕。《本草纲目·鳞部》"蛇蜕"条附方："治逆产须臾不救。用蛇蜕一具，蝉蜕十四个，头发一握，并烧存性，分二服，酒下。"

卷 四

寒 部

大黄一

伐积食积痰，走结血结屎。操堕胎催产之力，解暴痢实胀之危。攻实立生，攻虚立殒。生用则通肠胃气壅结热，熟用则治疮疡久不收口。蘸醋磨抹，冻瘃死血散消。夫浊阴不降，则清阳不升；瘀血不去，则新血不长。蒸热久而血瘀经络，惟大黄可以治之。仲景用治劳伤吐衄，百劳丸意最深妙。今人治痨，多用滋阴，数服不效，坐而待毙，惜哉！伤寒者风邪未解，投之孟浪，多致杀人。世人但知大苦大寒，效止推陈于脾胃，殊不解五行之体以克为用，功虽润下，却疏炎上于心君。盖火有用而灵，力专生土；火无用而实，法当泻土。《本经》名曰黄良①，是土得其天也；吴普②又名火参③，是心得其所也。

车前子二

清肝风热而眼痛难禁，决水淋癃而元气不走。盖湿去

---

① 黄良：大黄之异名。
② 吴普：即《吴普本草》。
③ 火参：大黄之异名。

则脾以健食之力下达，而淋沥自停；水利则胃无湿热之气上熏，而肺得所养矣。至若阴茎肿痛，并及催生最佳。大概不宜过多，畏其肾泄目损。

泽泻三

作向导于肾府，而欲火退；走湿热于膀胱，而尿血停。盖脏腑有湿热，则头重而目昏耳鸣，痞满而支饮留垢，种种病至。惟湿去热随散，则去旧水而土气升，养新源而清化行，诸效全收。饵之过多，损妨明目；用之失术，漏泄真元。古方每与猪苓并用，而功实不同。夫猪苓性燥，泽泻性润。猪苓治水，有损元气；泽泻治水，能生肾气。所以《本经》云行水上，《别录》云起阴气，职此故耳。

葶苈四

辛苦而泻肺气癥结，上窍云开；渗泄而走膀胱伏热，下流曷沮①。所以水湿泛溢，不能为殃；喘满胀虚，无烦别疗。苦者行水迅速，甘者行水迟缓。

甘遂五

破癥消痰，面浮膨胀。水气向胸膛而结，陷胸汤用之即除；小便转脬袋而疼，茯苓汤调服立愈。外末甘遂调涂，内煎甘草浓饮，水肿痛肿，睫时②平散。

---

① 沮（jǔ举）：同"阻"。阻止。
② 睫时：眨眼的工夫。喻时间短暂。

瞿麦六

利热水，力擅堕胎；决痈肿，功祛翳眼。

瓜蒂七

引涎追泪，使水湿外散，则浮肿黄疸自平；宣发涌泄，使胸邪吐出，则痰气咳逆自顺。鼻中息肉，白矾同以塞之；倒仆中风，腻粉偕而灌只。

升麻八

奉令之使，不能益人。惟元气有余，而其阳下陷，方堪服此以升。若太阳初病，不可便用之，以发阳明之汗。能扶内伤，能扶脾胃，兼口疮肺痿多功；能清湿滞，能清泻痢，并火毒湿疮有益。阴阳热结，赖此提通，然亦能助虚火；喉毒痈肿，从此救治，而又易妨痰促。引葱白，散手阳明之风邪；领石膏，止足阳明之齿痛。消斑疹，止崩带。补中益气汤用之，提元气从右而上；升麻葛根汤用之，驱邪热从表而散。

小柴胡九

平肝火，去两胁之胀疼，少阳可引；撤胆热，退日晡之潮壮，外感宜投。在脏调经，在肌理气。瘟疟虚痨莫缺，伤寒热病宜加。气升，能提下元清气以上行，故气急呕逆禁用；味寒，能泻三焦郁火而四散，故伤寒初起忌之。盖胆经在半表半里之间，汗吐下俱不可用，大法宜从和解，小柴胡汤是也。

贝母十

涤伤寒之热烦，解心思之郁结。胸膈闷郁，气挟痰而成毒，兹能行气而疏散；咽喉肿痹，痰随火而上壅，兹能降火而清和。所以兼滋补而为托里，兼和解而为收敛。煎汤添母乳汁，捣粉傅人面疮。味属微寒，厥功在肺。肺痈既治，肺痿兼医。盖阴虚火动，而咳嗽烦渴，及痰中见血，必需贝母以润肺消痰。若脾胃之津液，不能运行，因而生痰者，非半夏何以燥之。

天花粉十一

解酒肴之热毒，而洒胃清肠；溃疮疽之厚脓，而气滋血润。降气解烦渴，故止嗽；润肺生津液，故导痰。大抵性寒者水能清火，故阴得其养以生肌。消痰者燥止渴消，非另有奇功以益物。从补药而治虚渴，从凉药而治火渴，从气药而治郁渴，从寒药而治烦渴。然用治之法，更须详辨。花粉苦寒，善治里渴；干葛甘寒，独治表渴。至若汗下之后，亡阳作渴，必用人参之甘温以生津。阴虚火动，津液不能上乘而作渴，必用知母之甘辛以滋阴。又有五味子酸敛生津，麦门冬润燥生津，茯苓利水以活津，乌梅止水以夺津。已上数条，皆止渴之枢要也。倘症宜人参，而反与花粉，必亡阳而脱阴；症宜干葛，而误用花粉，必引邪而入里。毫厘千里，祸福随之。

栝楼仁十二

涤膈上积聚垢污腻，渴发饮多；推胸前郁结气痰，吼声作喘。乳痈炒用，润肺祛油。上虞减食胃寒，忌投发吐；下虑滑肠作泻，通结弥灵。穰和明矾粉，并主痰喘咳哮，姜汁糊丸立应；子入柴胡汤，总能润肺止咳，消痰降火须臾。穰赖阴干，斯为快意；子须油去，乃免恶心。

常山十三

绝痎疟之不已，须仗槟榔以夹攻；顾元气之受伤，必用人参以协济。此乃下痰气之劫药，非退寒热之良材。

芦根十四

下噎膈之痰，清吐逆之火。三阳秘结，遂作灵丹；三消渴病，恃为神品。劳复食复，单煮汁浓；霍乱闷烦，麦冬同饮。至于芦笋之为用也，除热而利小水，极其所长，兼解狗马河鲀毒矣。

藜芦十五

吐上膈风痫之痰，而咽喉称快；杀遍身疮疥之毒，而瘙痒云平。防风煎伴，中风痰疟探吐功高；少入麝香，头疼风痘吹鼻立应。

连翘十六

辛散苦泄，轻扬上行。解六经肿毒寒热，治百种疮疡痛疼。通月事，疗五淋，消痘毒，杀白虫。利小便而降心经之火，退诸热而清脾胃之湿。从山栀则引热内降，从麻黄则引热外散。

黄连十七

治火毒中于心肝，目障目疼之圣药；驱湿热流于脾胃，便脓便血之灵根。平肠胃之呕吐，而安蛔虫；消胸腹之痞满，而解烦渴。疗疮疡，攻痔瘀，妇人阴肿立瘳；祛食火，散胎毒，小儿疳积速愈。佐桂蜜而交心肾，入姜辛而疗心肺。醇酒炒以清头目，猪胆蒸以泻肝胆。桔梗麻黄汁炒，达表以解痘毒。盖心与小肠，相为表里。心火泻则便水自通，小便通而肠胃自厚。

胡黄连十八

除湿热，所以去阴汗；清风热，所以定惊痫。久痢成疳，并腰肾伏热同治；骨蒸温疟，与伤寒咳嗽俱迁。

黄芩十九

枯者上升，故泻肺而除寒湿；坚者下行，清大肠而凉膀胱。滋肺胃之津，涤脓血之痢。调血淋经闭，安胎动腹疼。止嗽消痰以退阳，新久弗论；泄火行热而阴养，表里毋拘。猪胆汁炒，能泻肝胆之火；麦冬汁浸，能润肺家之燥。酒炒则清头目，盐炒则利肾邪。疡科以之解毒生肌，目病以之清珠退翳。鸡子清调，驴马负重破伤，兹品可傅；为末酒服，灸疮血出不止，是药能医。此盖诸科半表半里之药也。然须知黄芩退热，乃寒以胜之，折火之本也；柴胡退热，乃苦以发之，散火之标也。

知母二十

滋肾水以制心肺之火，所以止喘嗽于阴虚；养阴血而润肠胃之枯，所以通阳旺之闭结。初痢脐下痛者能却，肺烦肾燥甚者堪除。上解瘟疟之渴而生烦，惟寒嗽肺家不妥；下令小便之长而不浊，若肾虚气脱非宜。故致脾寒作泻者，久用所由也；退有汗骨蒸者，专功所奏也。

玄参二十一

强阴益精，补肾明目。利咽膈，疗骨蒸。清空中氤氲之诸气，气理则痰自化；肃上下无根之客火，火平则气自顺。血滞小肠不利，并伤寒瘟疟，兹为要剂；心神颠倒欲绝，及中风热毒，此奏仙功。方云酒下鼠瘘，生捣傅瘰疬，皆散火降痰之验也。

芦荟二十二

凉肝故明目，除烦故镇心。五疳何自而生？总由脾胃内热，惟寒能退热，兼疗惊痫；三虫何自而蘖①？皆因脾胃湿蒸，惟苦能杀虫，并医瘘痔。

灯心二十三

灯心②奚事乎？清心定惊者。疗小儿之夜哭，请焚其灰；点喉痹与竖蛾，则封以煅。生煮根苗或败席，总治五淋；烂嚼和唾贴破伤，封糊流血。治疗木通相似，轻浮少逊其功。

青蒿二十四

入心以泄丙丁，故主骨蒸劳热，瘟疟浓痰；入脾以去伏热，故主阴虚盗汗，酒痔便血。得补阴诸药，产后虚热清宁；得童溺乌梅，劳怯倦疼爽快。嚼傅金疮蜂螫，止痛消红；揉塞鼻衄耳脓，血停流止。

---

① 蘖（niè 聂）：新芽，喻滋生。
② 灯心：原承前省略，据行文对仗而补。

地肤子二十五

上治头面之湿肿，而洗眼则除热暗涩疼；下疏膀胱之疝气，而利水则消四肢浮胖。浴皮肤兮散热，瘙痒云平；捣药汁而绞饮，诸疮毒解。

天名精二十六

辛能散结，且去湿焉；寒能除热，兼凉血焉。瘀红顿解，便水旋通。止烦渴也胸次开，揩瘾疹也瘙痒止。消痔疮推为圣药，平喉蛾信有神功。

山豆根二十七

专泻心火，则金肺无然；兼消诸毒，则热痛可缓。治乳岩，解中蛊，该五般急黄①，可以量治；杀虫癣，副蛇伤，独喉风邪牙痛，尤属擅长。

青黛二十八

郁火除，热毒化，而伤寒赤斑，并唇口焦渴俱苏；止下痢，杀诸虫，而疳虫消瘦，与惊痫痰气皆理。乃入肝平木、入脾散火之药也。

兰草二十九

和血也，兼利水道；止痛也，且杀虫毒。解消病之渴，扫胆瘅之热。与夫胸满痰癖，陈积郁气，无不结者使开、滞者使散也。

---

① 急黄：病证名。亦名瘟黄，属黄疸范畴。参《本草纲目》卷三："黄疸有五，皆属热湿。有瘀热、脾虚、食积、瘀血、阴黄。""山豆根治五般急黄，水服末二钱。"

紫草三十

凉血最胜，清心更佳。湿热之侵脾胃者祛，五疸除，九窍利；邪热之盘心腹者解，中气补，肿满消。川芎赤芍入青葙，医眼目之赤障；连翘荆防兼角刺，散痈疽之红肿。大力子同用，催痘疮于未发；淫羊藿偕吞，起痘疮于将现。攻血泡，佐以红花；消水泡，并以茯苓。其在痘疮也，深红紫黑、枯陷便闭者宜咀，若气虚脾泻、少食便利者禁用。泻痢勉强投之，必须糯米监制。古方惟用草茸①，取其初得阳气，解发痘疹。

茜根三十一

凉血行血，故蓄血之黄疸，服此功高；味苦性寒，故热泄与内崩，并医衄鼻。室女经滞不行，产后血运虚热，用于活血药中甚妙；痘家红紫干枯，外症乳结成痈，用于解毒药中立效。

白蔹三十二

血分之热可泄，荣卫之逆能和。入藜芦而酒调，傅疔肿而痛止；同半夏而酒服，去硬刺而咽通。熟附子佐之，解风痹之筋急；杏仁白石脂为伴，消面鼻之酒皶音查。

茅根三十三

禀土气之冲和，感春阳而萌蘖。内热则血瘀，瘀则气滞，滞则津枯。惟寒以凉血，故补中而止吐衄。热去则血

---

① 草茸：即紫草茸。其基原为紫草之嫩苗，有发痘疹之功效。今通行以紫矿（虫胶）为紫草茸，非此种。

和，和则瘀消，消则闭通。惟甘能益血，故扶脾而利淋便。葛根同煮，而温病热哕自宁；芦根并煎，而反胃上气亦止。苗芽号曰茅针，以酒煮服，顽痈速溃。茅花傅灸疮不合，罨刀箭金伤，又能止衄除衃。瓦上败茅，择洗焙干为末，可掺瘖痘疮之溃烂，取其解毒燥湿也。

马鞭草三十四

能通血脉，透入子宫，驱瘀而理月事。捣碎以涂阴肿核痛，兼痢而治白红。主下部蜃虫，并金疮积血，研末是敷；杀一切疳虫，及血气癥瘕，捣生煎用。利小便之卒痛，禁疟久之热蒸。绞肠痧痛，用以除疼；缠喉风痹，资之立效。

地榆三十五

清下焦之湿热，理大腑①之流红。痔漏有功，崩痢尤验。止妇人带下，并疗肠风；却小儿热疳，兼清瘀积。同金银花穿山甲，水酒浓煎热服，治横痃鱼口②最神；去山甲加牛膝木瓜僵蚕黄柏，治下疳阴蚀极效。

芍药三十六

调湿益津，令水自行；抑肝补肾，令血自生。清胃安胎，腹中虚痛，春夏大加；生阴敛汗，血分虚寒，秋冬少下。当分白补而赤泻，俱可逐旧以生新。痛痢用炒，后重用生，血虚用煨，产妇用忌。生用则降，酒浸可升。白芍

---

① 大腑：指大肠。中医术语有"大小腑门"，系指前阴、后阴。
② 横痃鱼口：病证名。性病后腹股沟淋巴结肿大，穿溃后流脓液。

属金，专入脾经血分。土实则金肃，而木气自敛，故风热除，咳逆止。赤芍属木，专入肝家血分。木平则土安，而金气自疏，故腠理通，闭肿消。赤芍泻肝火，投暴赤眼，而浸洗与煎服同功。白芍治腹痛，佐以炙甘，而夏芩冬桂酌配。痘家血热，及血不归根者，用此酸寒，方能收敛。但血寒痘不发者勿用。

生地黄三十七

安胎损下血，止产虚腹痛。解心肾邪热而吐衄发狂，清肠胃湿火而便涩艰闭。生血凉血宜用，阴虚滞气滞痰、胃寒所忌。气症姜制，血病酒蒸。盖肝肺清宁则魂自定，胆气强壮则惊自除，心肾交济则志自长矣。

天门冬三十八

气薄主升而入肺，味厚属阴而入肾。肾为水脏，平则温且坚，虚则热而软，苦寒功茂，热除而软坚，故骨强；肺为水源，平则声清亮，热则痰逆壅，苦寒力爽，痰散而喘停，故肺静。百合同煎，能除肺痿；片芩并服，能疗肺痈。未溃者，佐苏叶与枳壳焉；已破者，辅贝母与白芷焉。尤止血溢妄行，更润燥肠闭结。须知天麦门冬，并入手太阴，止咳消痰。而天冬复走足少阴，降火助元。盖肾主津液，燥则凝聚成痰，得润剂而化行，所谓治痰之本也。

白鲜皮三十九

入肺经以去风，入小肠以去湿。风湿既除，则血气活，杨梅痹癣自光；风热不生，则膀胱利，阴痛惊痫自止。

马兜铃四十

专主肺热喘嗽，兼杀痨虫蛊毒。盖肺与大肠相为表里，大肠受肺热之遗，故有痔瘘之症。今脏热既清，则腑热自退。根名土青木香，或捣末，或水磨，可涂疔肿，可抹蛇伤，种种诸毒，更治积聚，下气效甚速也。

草龙胆四十一

除胃中伏火，消目内赤疼。益肝胆而惊悸平，杀虫毒而黄疸退。下焦湿热，此号仙丹；婴孺积疳，是名神药。盖目得肝中之血，瞳府滋明；肝资目内之潮，木根愈茂。奏勋眸子①，厥有自矣。虽然须知相火寄于肝胆，有泻无补，故龙胆之益肝胆，功在泄其邪热。生气发于胃腑，忌苦畏寒，故苦寒久服气胜，患其反从火化。空腹饵之，令人频溺。

夏枯草四十二

散结而湿痹又消，故主瘰瘿乳痈，鼠瘘瘰疬；除热而肝血又补，故疗肝虚目痛，冷泪羞明。盖其气禀纯阳，而能补养厥阴，故治目珠夜疼，尤称独胜。

大青四十三

水煎服，专治天行热病头痛口疮；酒送下，亦疗小儿

---

① 眸（móu 谋）子：本义即瞳仁，此泛指眼睛。

肚皮卒然青肿。

蚤休四十四

救惊乱而卒致如僵，扶癫痫而忽闷若绝。解摇头弄舌之怪症，消喉鸣身热之奇疴。虚痰火，那堪不用；痈肿毒，作速推遵。

马齿苋四十五

具代砂结汞之能，抱杀虫利便之力。饮汁则癥结恶物俱下，捣傅则火丹疔肿咸消。脾血凉，故赤白下痢乃吉；肺热散，故目盲白翳生光。洗肿胀之下疳，驱脚气诸湿热。与苋实主治相同，而功力逊之。

乌芋四十六

津生而热除，食消而气下。胡桃同食，化铜物之误吞；微末研漂，扫目睛之翳障。

漏芦四十七

主通利其性也，故能下乳汁，行血排脓，瘰疬医，肠风解；专散热其力也，故能祛恶疮，疽痔湿痹，生嫩肌，长新肉。

蒲公英四十八

化热毒，消恶疮。忍冬藤兮同取汁，入酒温服散乳癖。取茎和根捣白汁，恶刺狐尿刺①涂溿②。

---

① 恶刺狐尿刺：病证名。被植物或昆虫等所刺蜇引起的皮肤疹疮等病。
② 溿（jí集）：水外流或渗出。

苦参四十九

疗恶疮，去热毒，遍身风癞能消，癥瘕亦破；平胃气，逐寒邪，填膈痰涎可吐，结滞亦散。用多能滞肾气，久服亦致腰疼。少入麻黄，能扫皮肤痒疹；佐以山栀，能止卒暴心疼。同茵陈，疗湿病狂言，致心燥结胸垂死；同槐花，除肠风下血，及热痢刮痛难当。止泪目明，服偕甘菊；解渴利窍，煎并麦冬。遗溺与黄疸，主利药以逐水；赤癞而眉脱，君辛药以驱风。盖湿胜生热，热则生风，故东南地卑，燥湿为要。

贯众五十

头风除，癥瘕破，兼疗金疮；散湿热，杀三虫，单攻鼻衄。不但起发斑疹，且解草木等毒之误餐；不但堕硬软坚，亦治疮肿猪疫之诸症。

紫背浮萍五十一

散湿热于皮肤，染焦枯之须发。消水肿而利小便，去暴燥而止消渴。同艾叶发汗，登时驱风效捷。又一诀云，紫背浮萍，晒干筛末，蜜丸如弹，豆酒化呷，瘫痪诸风，一颗妙诀。

白冬瓜五十二

裹黄土煨以绞汁，可治痢渴伤寒；赤小豆制而同吞，除小腹水胀。切片摩痱子，取仁开脾胃。若使食未经霜，陡见病成反胃。

天竺黄五十三

同犀角丹砂，以养心除热，热清而惊悸顿平；同胆星贝母，以利窍豁痰，痰消而癫痫立止。

山栀五十四

泻心肺郁结之火，屈曲而走膀胱；消脾胃酓黄之积，流利而清头目。单用于呕吐有妨，仁与心通用，其仁心热可疗；炒服于衄衃有益，皮为肌类，剥其皮肌热可除。炒之黑而虚火降，制以姜而烦壮去。酒炒上行，盐浸下走。炒煎入姜汁，胃脘火痛立消；鸡子清末调，汤烫火伤急救。去目赤睛胀，止霍乱转筋。加生姜陈皮，治呕哕不止；加厚朴枳实，除腹满而烦。加茵陈治湿热发黄，加甘草治中气虚满。

茶茗五十五

化痰而解烦渴，甘露均功；消垢而醒睡魔，温泉凝烈。吾赏其清利头目之奏，须防其虐害生化之源。细者为茶，大者为茗。上病用茶，取其轻清而上升也；下病用茗，取其重浊而下降也。

柿五十六

导火热下行，则关窍利而鼻耳通；祛血分湿热，则肺脏清而腑病却。润喉燥者干柿，降呃逆者蒂钱。嚼花柿霜，利肺经，消痰火，止咳嗽。若乃干柿煅灰，饮服二钱，肠红之神剂也；干柿干饭，日日干餐，反胃之仙方也。

梨五十七

降心火而凉喉利膈，清肺热而荡嗽涤痰。黄连渍彼汁中，点目眵之赤痛；丁香包煨纸裹，堕反胃之食翻。

孩儿茶五十八

化痰生津，而上膈之热清；长肌定痛，而金疮之血敛。与硼砂等分，牙疳疮口堪搽；佐片脑珍珠，阴疮下疳宜傅。

八角茶①五十九

入肝而凉血热，煎其枝叶，白癜风除；入肾而清湿热，剥皮浸酒，腰膝自强。所称平阴虚之痰火而肺免炎熬，消杨梅之结毒而容颜复旧者，必须拣叶芟刺，蜜涂蒸晒，服之经久，费鲜功多。

竹茹六十

解虚烦，除呕哕。流利胸中痰热，扶持病后懊恼。

竹叶六十一

疗风邪之烦热，而消渴喉痹俱平；定喘促之上冲，而痰壅呕吐咸止。

桑白皮六十二

利肺中之气，气泄而喘嗽平；逐肺中之水，水去而肿满退。又治唾痰见血，抑至客热虚痨。阿胶补血，怪其敛肺，制以桑皮，补泻得均。蜜炙杀肺虫，作线缝疮口。汁取新根，治小儿之鹅口与夫天吊；沥烧下酒，治破伤之中风并及风疮。桑叶清凉补血，经霜明目，渴亦能消。至与

---

① 八角茶：为冬青科植物枸骨的枝叶制成的茶。

胡麻合并九蒸，气血两盈。晚叶焙研茶下，吐血立止。剪其柔枝，祛风杀痒，兼同益母煎膏，紫白癜风敛迹；摘其甘椹，血养热除，熬液蜜和酒下，百种风热然踪。桑柴灰淋汁煮干，别名木卤。引药攻毒，透骨钻筋。同铁锈蟾酥以拔疔，同乳香没药而止痛。桑虫发毒，桑耳破癥。

地骨皮_{六十三}

疗在表无定之风邪，更除囊湿风痒；去传尸蒸骨之有汗，尤治肝肾虚焦。退烦热而渴除，清肺气而嗽止。君四物汤、鹿角胶，佐以丹皮，治妇人骨蒸最妙；佐解毒汤、生地黄，臣以茜根，治痘家热毒为良。洗捣自然之汁，小便出血能医；研搽下体之疳，止痛生肌立效。

黄柏_{六十四}

气专走皮，味专走骨。自顶至踵，沦肤彻髓。泻肾水之狂荡，降相火之有余，去湿热于膀胱，起瘫痪于脚膝。吐衄黄疸何有也，淋漓白浊岂难哉！安上焦虚哕之蛔，而目热者红消楚解；松脐下热结之痛，而肠澼者痔疔痢_{先见血者}医。猪胆同研，以和铅粉，则热疮之有虫者，久不合口而顿收；使偕龙脑，并拌黛青，则心脾之郁热者，颊舌生疮而可掺。蜜炒为末，煨蒜捣丸，米饮为汤，则治妊娠之白痢；蛤粉等研，煅加牡蛎，蜜丸酒服，则医赤白之浊淫。

枳实_{六十五}

最滑窍，极破风。同半夏以消痰癖，同桃仁以去血瘀。挟白术而宿食磨，随大黄而结屎出。气虚勿用，痞满宜投。枳实小，性酷而速；枳壳大，性宽而缓。脾病宜实，胃病宜壳。故胸中痞，肺气结也，有桔梗枳壳汤；心下痞，脾血积也，有白术枳实汤。

枳壳六十六

行气血久滞骨筋，而关节不利；扫皮肤受中风湿，而痛痒难禁。与紫苏香附同施，有疏风散寒之用；与桔梗为伍，有宽中下气之功。入二陈则消食化痰，入五苓则利水通肿。束胎瘦胎尽妙，肠风肠结皆通。烧烟熏，煎汤洗，米饮调服，总为医痔上药。

侧柏叶六十七

清荣卫，耐寒暑。煅灰可去崩中之血，酿酒能祛历节之风。吐衄除蛊有济，服之又益聪明。

槐实六十八

清血受火伤，而崩中痔漏、肠风便血皆治；除内热邪实，而妇人乳瘕、子脏急痛咸痊。枝洗湿痒之阴囊，胶药肝风之筋挛。疮烂皮治，喉痹根医。花主热痢杀虫，叶主惊痫癣肿。

椿根白皮六十九

治下血经年，并泻痢腹痛；疗小儿疳痢，并肠脱产余。同滑石而粥为丸，医女人白带；偕人参而米饮下，疗肠内血脓。痢疾积气未尽者，不可骤用之而涩滞也。

楝实七十

祛郁积之湿热，诸虫自消；散浸淫之邪蒸，疥痒自愈。子治肾虚疝气而利水，根杀肠胃诸虫而止痛。用根之法，须辨二端：色白向阴，方云可食；红根立毙，切宜忌之。

绿豆七十一

入心泻火，热毒以除；入胃和中，风疹以散。豆皮留作枕卧，堪清目翳头风。偕大黄之与薄荷，小儿丹肿，可涂抹也；同乳香之于甘草，内攻疽毒，使外行焉。滑石蛤粉匀和，暑月痱疮可扑，凉生夏雪，快并秋风。

浮麦七十二

止汗除烦，北产者厚肠胃旺力。小麦带皮退热，筛面者湿助渴增。麸能宽中行气，去湿消膨。《衍义》① 云，面热麸凉，炒而熨之，则收湿散气。更有一法，入面和饼，覆于痛处，上以火熨，亦能除肿止疼。总之解少阴之热，而小便利，盖小肠与心相表里也。益心经之血，而肝气养；盖子气敷荣，令母实也。

薏苡仁七十三

壮筋骨，善疗屈伸不便之拘挛；调水肿，又理麻痹不仁之脚气。分清脾湿宁肠胃，令饮食自进；维持肺痿停咳嗽，使脓痰自除。补脾却胀称奇，益寿延年真妙。惟受热而筋挛、受湿而筋缓者可用。若受寒而筋急者，切须忌之。力势和缓，倍用方效。

---

① 衍义：即《本草衍义》，宋代医家寇宗奭撰。

黄丹七十四

性润下，安心神，小便有节；质镇重，平肝木，脐挛自宽。入膏药，风热潜消，生肌止痛；得滑石，金疮以敛，吐逆兼医。

铁锈七十五

油调涂疥癣恶疮，蒜和傅蜘蛛虫咬。蟾酥脑麝，与此同研，宜用针挑而入肉。风热肝经，一时平复，兼拔疔肿之根苗。

粉锡七十六

辛寒解毒疗疮，重坠以下怀胎，涩腻以节小水。胭脂轻和，润娇容而益丽；秽气偶逢，蟑黎肤而增玷①。

丹砂七十七

血脉通调，魂魄安定。清心热而烦渴不驻，镇惊悸而鬼祟来缠。解痘疹之毒根，纳浮溜之虚火。和大枫子研末，则杀疮虫；佐条黄芩为丸，则绝胎孕。

石膏七十八

发阳明之汗，汗出而头已其疼；坠阳明之火，火息而齿苏其痛。痰喘有效，暑渴多功。张仲景恐其重以趋下，缓以甘草之甘；恐其燥甚劲急，濡以知母之苦；恐其大寒泻土，载以粳米之平；恐其魄丧气消，益以人参之补。白

---

① 蟑黎（lí 璃）肤而增玷（diàn 店）：会像蟑螂一样使皮肤变黑而玷污。黎，沾或粘。玷，沾污，弄脏。

虎^①性猛，功烈祸祟，须认大汗大烦，口舌干燥，渴能消水，脉洪大滑，不惟无表症，而亦无里症者，方堪用之。

滑石七十九

驱暑毒而消渴烦，利小便而实大腑。平霍乱之吐泻，补胃补脾；制火劫之伤寒，专清心火。痢危噤口，当入参煎；积痛冲心，宜加黛饮。

芒硝八十

溃脓散血，利便通淋。下一种之实痰，痰消由其能软坚也；泻六腑之积热，热去由其能润燥也。

玄明粉八十一

凉心膈而烦燥^②除，清肠胃而宿垢荡。去翳明目，实热多功；软积消痰，虚寒反累。痘家实热便秘，用于当归解毒汤，不损真阴；妇人胞衣不下，童便调和二三钱，热服立堕。

白矾八十二

入骨以除固热也，鼻中息肉能祛；禁泻以培虚脱焉，妇人白沃可疗。同皂荚吐风痰，喉痹清楚；和蜜蜡消痈肿，疮癣精光；调腊醋漱齿舌，痰涎涌出。

绿矾八十三

酸涌化涎而喉痹愈，燥湿解毒而疮癣除。散热收涩，

---

① 白虎：即张仲景《伤寒论》白虎汤方。
② 燥：通"躁"。《金匮要略·腹满寒疝宿食病脉证治》："虚寒之极，阳无所附，摇摇欲脱，故而燥。"《金匮要略·黄疸病脉证并治》："腹满，舌萎黄，燥不得睡，属黄家。"

而肠风泻血能止。火煅醋淬，即为矾红①，加以健脾诸药，一切肉积食积，坚久不消，及酒黄水肿，悉皆攻治。

青盐八十四

助水脏而血凉，故能止目痛而筋骨以坚；补心虚而热退，故能除腹疼而积聚顿扫。咸味于五行也，水曰润下，毒得水而邪蛊自清。然多用则伤肺引痰。心苗与小肠者，相为表里，心火降而溺血自止，然错投亦泻精走血。

食盐八十五

自水生可以补肾，从火化故能实脾。炒来黄色，和童便温服，霍乱几死而立苏；烧裹青皮，候赤色酒吞，中恶心痛而随止。至若血病喘嗽，水肿消渴，法所均忌。

童便八十六

降火最速，清血甚验。虚寒泄泻有碍，产运②蹼③伤尤神。中暍昏倒，火烧闷绝，灌下即苏；绞肠沙痛，血腥冲喉，服之即愈。乘热下咽，立除骨蒸劳热，咳嗽吐红；炼成秋石，尤能滋肾还元，清心明目。

人中白八十七

退痨热传尸，善疗汤火；清肺痿吐衄，又治口疳。夺命于发狂，保生于血运。

夜明砂八十八

散内外结滞，除血热气壅。柏叶末同牛胆和吞，青盲

---

① 矾红：即绛矾。
② 产运：病证名。产后血晕。
③ 蹼：同"扑"。

障翳即时净尽。活捉刺血，点目亦佳。

犀角八十九

解心热，伤寒发狂；清心神，中风不语。镇肝消疡，疏痘毒而斑疹能消；理胃散邪，止吐血而惊痫可治。盖火热下行，烁肾则目昏，惟咸以滋肾，故明目；热邪上行，逼肺则音哑，惟寒能制热，故清音。易老[1]云，上焦蓄血，犀角地黄汤主之；中焦蓄血，桃仁承气汤主之；下焦蓄血，抵当汤主之。三法宜知，不可忽也。

羚羊角九十

清肺热，治乎伤风脏毒，癫痫惊乱；泻肝火，疗乎目痛昏花，气逆噎塞。且理伤寒寒热之不除，抑调产血血风之杂症。须知犀角镇心，而心血以凉；羚羊镇肝，而肝血不焦。血虚之症，慎勿混用。

熊胆九十一

入水分尘，如练不散[2]；醒惊清火，诸胆尤长。同使君[3]，删补诸疳羸瘦；入片脑，涤洒久痔目衣。

牛乳九十二

血脉养和，理噎膈反胃。五脏滋润，利燥结大便。虚羸消渴能医，肉人怪病可疗。牛肝补肝亮雀盲，牛酥滋肺释咳血。角䚡主带下，行血止疼；牛胆主风痰，凉肝

---

① 易老：对易水学派创始人张元素的尊称。

② 入水分尘……不散：此8字述熊胆水试法鉴别特征，其粉末投入盛水的水杯中，可逐渐溶解而盘旋，有黄线下垂至杯底且不扩散。

③ 使君：使君子。

明目。

象牙末九十三

针箭入肉，和水涂傅即出；恶疮漏管，入药拔毒生肌。立通小便之艰，带生煎饮；能减小水之数，烧服其灰。象胆苦寒，能杀百痨之虫蛊；象皮收敛，剪入诸膏而长肌。而胆又能凉肝火而散翳障，眼目清明；去脾热而消积痔，口无杂臭。

猪悬蹄九十四

并猬皮，摘槐角子，漏管退而生肌；同蝉蜕，取角羚羊，目翳消于痘后。猪肺止嗽，而四足则下乳汁而濯溃疡；猪胰涤污，而两肾则泄肾气而理腰痛。研牙皂入胆搅匀，通便秘为甚捷；夹雄黄蜈蚣包指，缚天蛇①使内消。乌芋入肚煨糜，食下反宽腹胀；黄连肚同煮捣，丸令脏毒血停。

牡鼠粪九十五

治阴易劳复，韭白同煎，惟汁是取；散乳痈初起，红枣裹煅，入麝些儿②。

穿山甲九十六

溃脓破血能消痔，杀鬼止惊兼下乳。发痘浆之不足，定小儿之吐泻。欲治乳囊肿痛，则于木通夏枯，同捣酒

---

① 天蛇：病证名。天蛇疮或天蛇毒。因草间毒蛛、蛇毒等所致之全身溃烂性疾病。

② 些儿：方言，"少许"、"一点点"之意。李煜《一斛珠》："晚妆初过，沉檀轻注些儿个。"

调；欲止痔瘘出血，则于猬皮条芩，同研汤下。君柴胡，能却暑结之疟邪；君鼠粘，能透痈疽之头点。

蛤粉九十七

总理诸痰，疝气带下。友香附，以和虚热心疼；朋大蒜，而利气虚水肿。时偕黄柏，则于白浊遗精，厥有裨也。

牡蛎九十八

疗遗精，旋施带下；善敛汗，更治崩中。咸以软坚，故坠凝痰于胁肋；寒以除热，故消瘰疬于喉咙。若乃水肿阴囊，须臾可疗，必须干姜为末，冷水同调。欲止盗汗，则佐以杜仲；欲止自汗，则佐以黄耆；欲止头汗，则佐以麻黄。欲消胁硬，则引以柴胡；欲消项核，则引以芽茶；欲消股肿，则引以大黄。

蝉蜕九十九

止夜啼，通乳汁。疮癞皮肤瘙痒，气之虚也，用兹气实之物，则补气虚而痒止。目睛风热翳泪，气之结也，用兹气化之品，则行气结而翳消。得风木之象类，含杨柳之阴精。消风定惊而催生，杀疳除热而发痘。入疏散药中，则清肌表之热；入解毒药中，则除脏腑之火。痈疽外肿，同麻黄以散之；痘疮未实，同麻黄以疏之。

蟾蜍一百

治小儿疳腹作胀，煅食立消；疗丈夫疔肿出血，收酥点治。发背逢初起，捉蟾连肚子破开，乘热罨疮头，更易三四翻即愈。若蝦蟇①者另是一种，仅能攻热毒、散血滞而已。

真珠②一百一

去心热而定惊痫，散肝火而除目翳。益脾消积，而皮肤上逆胪自退；补肾开聋，而结毒中阴蚀兼攻。研抹瘑疮，凉生肌腐。

田螺汁一百二

止渴能停痔痛，醒酒更提脱肛。痢疾禁口必危，烂捣入麝，烘贴脐间，过半日，自然思食；尿闭腹胀难忍，生捣加盐，傅扎脐下，约寸余，俄顷流通。纳真珠与黄连，悠闲取汁，点风热之目痛，豁亮无虞。

斑蝥一百三

伤肤肉，蚀死肌，瘰疬疥癣消，并医狗咬；逐肠胃，走下窍，石癃血积破，兼堕怀胎。

蜣螂一百四

除肝胃之风热，而惊癫支满自平；泻大肠之滞壅，而便秘奔豚俱解。引痔虫渐出，掺肛脱徐收。冰片少加，捻纸蘸末，入漏孔而肉生；腹下度取，心肉稍白，贴疔肿而

---

① 蝦蟇：即蛤蟆。《本草纲目·虫部》释名项谓蛤蟆"俗言蝦蟇"，李时珍将蟾蜍与蛤蟆分列两条，并有蛤蟆"身小"、蟾蜍"身大"等区分。从基原而论则蟾蜍即中华大蟾蜍，而蛤蟆则为黑眶蟾蜍等体小种类。

② 真珠：即珍珠。

痛已①。微炒巴豆，捣贴瘰生，入骨箭锋，拔之即出。

白头蚯蚓一百五

利黄疸，消虫瘕，荆芥同捣而沥其汁；热病发狂，得汗而解，清水淋滤而出其滋。湿热便闭，随呷而通。夹盐入葱管之中，化水滴耳聋最效；煅灰入乳香于内，油调抹疬烂无惊②。蚯蚓屎炒枯滤饮，清湿热于胃肠。水和调涂，解丹毒之一切。捣和柏叶③汁，时行腮肿能敷。煅入百草霜，疮号燕窝油抹。

---

① 腹下度取……痛已：此14字系述用蟑螂心治疗瘰。《本草纲目·虫部》有治疗瘰方："其法：用蟑螂心，在腹下度取之，其肉稍白是也。贴瘰半日许，再易，血尽根出即愈。"

② 惊：原作"京"。据文义改。

③ 柏叶：指侧柏叶，原作"蘽叶"。据《本草纲目·土部》"蝗蚓泥"条改，其附方有"时行腮肿：柏叶汁调蚯蚓泥涂之。丹溪方"。

拾遗赋

遗宝物而人拾，照乘连城①；遗药品而我收，扶生起死。

徐探他剂，先说温材。梁上尘主噎膈中恶，又疗腹疼，暨小儿软疖，而兼鼻衄。东壁土得太阳初气，能温脾暖胃，又祛湿热在伏天，邪暑泻痢同科。石钟乳下行，补阳衰而止寒嗽；伏龙肝镇坠，疗产难而消肿痈。地龙骨主脓血淋漓，致烂疮收口；水龙骨主血风癞毒，故血敛损伤。诃子、粟壳何施？是虚寒嗽痢无可奈何之药；黑丑、白丑奚用？乃肿满便闭万不得已之图。补血添精，肠虚获润，肉苁蓉佐锁阳；搜风去湿，脚弱能强，茄子根伴松节。乳香定诸经之痛，又能长肉于损伤，妙尤在伸舒流注之筋缩；没药散血气之凝，又会止疼于肿刺，力且能祛血热之目衣。金樱子涩精益肾，更主脾泄血崩；青葙子明目清肝，兼疏风热湿痒。乌桕树皮立通二便，功埒②巴、牵；杉木老节脚痞煎医，兼平漆咬。墙蘼根退热，月季花活血：退热故风除湿散，好瞑而遗矢者，煎浓汁以频尝；活

---

① 照乘连城：借指隋珠、赵璧。宋朝梅尧臣："赵璧连城价，隋珠照乘明。"清朝乾隆皇帝爱新觉罗·弘历："光比隋珠能照乘，价昂赵璧重连城。"

② 埒（liè 列）：等同，比并。

血故罨肿靥毒①，瘰疬之未成者，芫荽、沉香煮茹。嚼蚕豆和韭菜，误吞金石坠下登时；煅刀豆子汤吞，气下呃停须臾平复。银朱灭虫痒而扫疥癣疮疡，白前定气升并降气逆嗽喘。石碱烂痈瘰瘀肉，烟胶杀疥癣虫钻。羊头之骨烧灰，消磨鲠咽之铁；羊胫之骨煨过，便下误吞之金。病后劳复预防，烧研头垢，下以米汤；吹乳乳岩统治，水醮无根，霜丸百齿②。羊肉主头脑大风，产妇疝痛，痨羸虚寒，补形在表，青肿损伤，新鲜薄贴。羊角主肝热青盲，火风头痛；羊肾主精虚阳痿，气怯痨伤。生食子肝，疗火眼赤痛等疾；刺血热饮，解水银毒与砒霜。黄狗阴茎，能令阳道丰隆，精暖多子；狗头骨灰，能止虚寒久痢，赤白带下。水獭肝止嗽却鱼鲠，治痨绝传尸；海狗肾暖精壮阳根，破瘀辟尸疰。白花蛇治瘫痪，除风痒之癞疹；乌梢蛇疗不仁，去疮疡之风热。鲫鱼温胃扶脾，治赤白久痢；鳝鱼补中益血，治口眼㖞斜。蚶肉温中消食，暖腰脊而益血颜；蚶壳火煅醋浇，消血块而化痰积。

温散热裨，停温摘热。天雄补阳虚于下焦，能医瘫痪，脚气多功；草乌逐寒湿之风痰，遇冷即消，逢热即溃。川乌破积，湿痹能除，入骨搜风，散兹冷痛；侧子轻扬，专能发表，四肢风疹，立奏神功。胡椒下气温中，而

九一

---

① 罨（yǎn 演）肿靥（yè 叶）毒：涂抹肿毒。罨，被覆、遮盖。靥，涂抹，本义为妇女在面颊上点抹妆饰。

② 水醮无根……百齿：此句系因韵语对仗而拆分药名"无根水"与"百齿霜"。

疗腹心冷痛；鹿茸壮阳阴补，而止崩漏泄精。大枫子燥湿散风，经行虫杀，大疯疠疾并治，疯癣疥癞相宜。樟脑气香远窜，能通关利窍，逐邪中恶，且去湿杀虫。

热温异路，和缓须平。无名异酒调呷，下瘀血之由损伤；醋磨涂，主生肌之在肿毒。自然铜散瘀血，接骨续筋，破滞气，和伤止痛。石韦清痨热，利淋癃，而除烦下气偏能；大枣和脾胃，生咽津，而过甘或防胀作。欲治风湿虚痿，阴中肿痛，子觅蛇床；欲疗淋癃疝瘕，肾气虚损，蛸求桑螵①。桦木皮湿热性祛②，能医黄疸，烧灰酒下，尤治乳痈，兼疏肺风，剂之辄效；紫荆木破诸宿血，能下五淋，单末酒调，可围发背，勿令滋蔓，应疗初生。木芙蓉清肺凉血，散热解毒之功臣；山茶花吐红衄血，肠风下血之良将。豌豆痘疗紫黑可救，豇豆补肾健胃双能。剪刀草汁调蛤粉，傅愈痤 音组 疿③ 音补；杵头糠下气通塞，咽开喉噎。古文钱催产散血，风热火眼尤凉；蜜陀僧结散积消，黵黵傅面至美。半枝莲解蛇伤之仙草，紫地丁消肿毒之灵苗。屎蛆善消疳积，胀满无虞；蟾肺专理五疳，胖儿羸瘦。兔脑利胎产以催生，兔肝补肝气以明目。兔血和荞麦，能稀疮痘于儿家；兔屎磨槟榔，能褪目翳于痘后。

---

① 子觅蛇床……蛸求桑螵：系"觅蛇床子"与"求桑螵蛸"因对仗而拆分。

② 湿热性祛：性祛湿热。倒装句。

③ 痤疿（cuó fèi 矬废）：病证名。痤疮与疿子。两字今之读音与文中所注读音不同。

白鸽疗白癜疬疡风，瑇瑁解痘疹中蛊毒。猬皮清湿热于下焦，防流痔血；熊掌益肠气之不足，力御风寒。文蛤化痰，兼凉血热；鳢鱼脾补，又下水浮受水气而浮肿也。蛤蚧嗽止肺凉，益肾足阴，利膀胱淋沥之水道；鳗鲡补虚痨愈，去湿风消，除传尸鬼疰之虫魔。白鲞利疏，理脾开胃；脑石坚重，主下石淋。裈裆、经衣，是色疸女痨、阴阳易病之针对；妊妇爪甲，乃肝虚翳障、飞丝入目之医王。

平与寒邻，请收寒剂。海藻散瘿瘤而下水肿，脾湿宜停；大戟疗癥蛊而利二便，脾虚勿用。淡豆豉理肺逆，却头疼，偕葱白而温尝，初起伤寒统汗；甘蔗根解结热，傅丹毒，同旱莲而煎贮，血淋涩痛徐通。力紧者朴硝，散六腑之积聚，而肿目痹喉可祛；力缓者芒硝，泻五脏之实热，而血留痰结能去。胆矾止惊痫而吐风痰，更消热毒；水银疗痂疡而除虱疥，并堕怀胎。萱草根调沙淋，疏水肿，而身黄酒疸兼医；水银粉杀疥癣，傅痹疳，而鼻上酒皶 音查 亦治。水臌湿肿请商陆，湿热腹虫用雷丸。淡竹清心利水，葛花解酒毒除。滚咽膈之痰，平翻哕之胃，石打穿[1]蒋仪用曰：噎膈翻胃，从来医者、病者群相畏惧，以为不治之症。余得此剂，十投九效，不啻如饥荒之粟、隆冬之裘也。乃作歌以

---

[1] 石打穿：清朝赵学敏《本草纲目拾遗》谓之金顶龙芽。其基原为蔷薇科植物龙芽草（又名仙鹤草、狼牙草）。石打穿治疗噎膈、翻胃，自蒋氏记述后应用渐广。

志之。歌曰：谁人识得打石穿，绿叶深纹锯齿边，阔不盈寸长更倍，圆茎枝抱起相连。秋发黄花细瓣五，结实扁小针刺攒。宿根生本三尺许，子发春苗随弟肩。味苦辛平入肺脏，穿肠穿胃能攻坚。采掇茎叶捣汁用，蔗浆白酒佐使全。噎膈饮之痰立化，津咽平复功最先。世眼愚蒙知者鲜，岐黄不载名浪传。丹砂勾漏葛仙事，余爱养生著数言①识得者谁？止吐衄之红，收肠胃之血，血见愁能寻有几！蝼蛄逐水，水胀随平；蛤蜊消酒，酒积顿涤。土茯苓伐疮齐斧②，若毒栖筋骼，又不如山慈菇，力猛无前；黄葵花脓溃先锋，若疮关气血，又不如茺蔚子，功勋浩大。紫参清肠胃湿热血瘀，疏兼经妇之滞；苎根凉胎妊渴焦狂发，浴兼儿毒之丹。陈酱解汤火腥臛，苦苣涂疔疮沙虱。苜蓿叶取汁，酒疸宜投；芥菜卤夙储③，肺痈恰中。泥宿屎坑之底，疔肿发背，止痛当涂；水刬大蚌之中，明目定心，烦除渴解。漆疮热疮，汤伤火伤，废井苔及萍蓝同用；衄血吐血，砂淋石淋，破舡板底苔青与和。鲤鱼胆点眸去翳，滴耳豁聋，其功不小；鲤鳞皮煅末水服，鲠骨当喉，数晨可脱。蟹走血软坚，漆疮涂灭，去壳微炒，接骨连筋，捣爪水煎，堕胎破血。蚺蛇胆临杖噙化，护心避痛，恶血涮除。黑嘴白鸭，童便同煮，大补虚痨，消肿退热。

---

① 蒋仪用曰……著数言：此178字，概称"石打穿歌"。赵学敏《本草纲目拾遗》有引，明言出蒋仪《药镜·拾遗赋》，但内容略有不同，疑有抄误。

② 齐斧：利斧。

③ 夙（sù宿）储：久储。夙：旧，早，先前。

榧子杀嗜茶之虫蛊，色改面黄；山柑和热毒于胃肠，皮停喉痛。人屎埋融金汁，入心坎，解时令之发狂，与阳明实热；年久黄垩，消郁火，起痘疮之凹陷，并毒药箭伤。蛞蝓、蜗牛，益阴润燥，傅脱肛痔痛，诸热立瘳。坚软筋舒，涂蜈蚣杨梅①，毒伤俱解。䗪虫、䗪虫，散脏腑宿血，如肌肤甲错，两目黯黑之症，治扑伤痓癖，有续筋整骨、和血调经之验。青鱼胆入片脑点火眼而乍转清明，入胆矾吹竖蛾而倏②抽嘹亮。麒麟竭破瘀血而止痛，生新血而长肌。

利水破血诸药，令妇落胎；散风发汗众材，致人虚弱。热药多秘，惟硫黄暖润而疏通；冷药多泻，惟黄连肥肠而止泄。

博裁往论，约选新编。气味阴阳不同，浮沉升降各异。酸为木化，入肝为温。咸因水生，入肾为寒。火苦入心为热，金辛入肺为清。甘则属土，入脾为至阴，而四气兼之，皆增其味，而益其气。故各从本脏之气为用：辛甘发散为阳，酸苦涌泻为阴。气为阳，气厚为阳中之阳，气薄为阳中之阴；味为阴，味厚为阴中之阴，味薄为阴中之阳。清之清者发腠理，清之浊者实四肢；浊之浊者走五脏，浊之清者归六腑。辛散酸收，淡能渗泄，咸软苦泻，甘则缓结。考药性，立济世功劳；拾遗品，表活人心地。

---

① 蜈蚣杨梅：此指蜈蚣疮、杨梅疮。皆病证名。
② 倏（shū 疏）：很快，迅疾。

疏原①赋

　　每见医家浪习，书虽读而病昧缘由，议尚浮而不存实意，殃遗匪鲜，业造滋深，夫固难以辞叙也。得其要领，达乎权变，非深心力学之士，其谁克之！故必先明经络，使表里精详，而后知受病之深浅；亦必先明气血，令虚实清理，而后知用药之泄补。

　　以言乎心，乃多气少血，手少阴也。实则热见乎外，虚则热郁乎内。味甘泻而补之以咸，气热补而泻之以寒。以言乎肝，乃多血少气，足厥阴也。虚则必资心火，实则须抑阳光。味辛补而酸泻，气凉泻而温补。以言乎脾，乃少血多气，足太阴也。实则饮食消而肌肉滑泽，虚则身体瘦而四肢懒抬。最忌脐凸肢浮，尤畏口青唇黑。因饮食劳倦之灾，定温多辛少之剂。甘补苦泻，味贵有别。寒热温凉，气各从时。以言乎肺，乃少血多气，手太阴也。实则上热气粗兼鼻塞，泻必辛凉；虚则少气不足息低微，补须酸热。以言乎肾，乃少血多气，足少阴也。实则小腹胀满，而腰背急强，便黄舌燥，泻肾汤可以推广；虚则气寒阴痿，而音声混浊，胫弱脉伏，苁蓉散宜加寻讨。所云味之苦补咸泻，气之热泻寒补，就其宜乎肾者，固如是耳。

---

① 疏原：对根源进行解释、注疏。疏，解释，注疏。原，本原，根源。

以言乎心包络，是为心之腑，即膻中也，乃多血少气，手厥阴也。若夫心应脉，与心相表里者，是曰小肠，乃多血少气，手之太阳。其为病也，痛连腰脊，疼引睾丸，实则烦满而口舌生疮，虚则懊侬而唇青下白。

气凉补而温泻，味辛泻而酸补。若肝之所腑，而同应乎爪者，非胆乎？乃少血多气，足之少阳。其为病也，眉倾口苦而呕宿汁，状如人捕而善太息。实则精神不守，半夏汤泻之则良；虚则烦扰不眠，温胆汤补之却善。若脾之所腑，而同应乎肉者，非胃乎？乃多血多气，足之阳明。实则唇口干而腋下肿疼，法宜凉泻；虚则腹痛鸣而面目虚浮，药应温补。若夫肺应皮，与肺相表里者，是曰大肠，乃多血多气，手之阳明。其为病也，伤热而肠满不通，辛温可泻其实；伤寒而肠鸣泄痛，酸凉可补其虚。若夫肾之所腑，而同应乎骨者，非膀胱乎？乃多血少气，足之太阳。其为病也，转胞不利，小便赤涩，烦满囊肿，难于俛俯，泻实贵用寒凉；痛引腰背，屈伸不便，脚筋紧急，耳鸣重听，补虚还凭温暖。若所称水谷之道路，气之所终始，而与心包络为表里者，非三焦乎？乃少血多气，手之少阳。其为物也，有象而无质，空处而用存。上实热而泻心阳，上虚寒而补肺气。泻脾土，去中焦之热；补胃土，扶中焦之寒。下热泻膀胱，下寒助肾脏。相脏腑之上下，而补泻自别；定药品之主臣，而虚实自辨。总而言之，六腑为阳，五脏为阴，包络即是膻中，配成一十二经。是知按经络以推传变，纲纪无差；遵岁气以析阴阳，权衡有准。

表宜汗解，里即下平。救表则桂枝耆芍，救里则姜附参苓。当归养血，无芍药而功疏；人参养气，无黄耆而力弱。陈皮不谋甘术，鲜补于脾；五苓未伴桂皮，曷疏厥水。表汗者麻黄，葱白不来不发；吐痰者瓜蒂，豆豉未加如壅。大黄能去实热，枳实全资；附子可回元阳，干姜有赖。呕吐非半夏、姜汁不止，虚烦非人参、竹叶不除。竹沥须姜汁，经络流行；皂角助蜜甜，疏通闭结。非承气汤，谁禁狂发？非茵陈散，不愈黄疸。补气自然生血，气药过于血药，反烁真阴；补血不能生气，补阴过于补阳，元神克复。痰随气下，降痰利气须先；痰造弱脾，化痰实脾为要。一水不盈则二火不息，元气不实则虚气不消。逐痰太过伤脾，泻火忒多损胃。脾伤则肿胀泄利，胃损则寒呕不咽。开气用温药，顺其性也。更有气盛上冲，非寒不制，泻火用凉药，制其性也；更有火极上炽，非热不降；火壅咽喉，不宜下逐；气滞腰膝，尤可升提。脾虚肺必受亏，若要补脾兼补肺；心弱脾必遭损，欲图心养养兼脾①。风从上始，予汗剂而风平，譬于喁②之在树颠，雨来则静；

---

① 养兼脾：若作"兼养脾"，则与上句"兼补肺"对仗更工整。
② 于喁（yóng 颙）：相互应和的声音。此处当转指在树梢和鸣的蝉类。喁，应的声音。喁喁，蝉鸣声。《庄子·齐物论》："前者唱于，而随者唱喁。"

湿从下始，投风药而湿愈，譬泥水之泞涂次①，风戾斯干。水利则渴消，治渴尤禁逐水；气清则血聚，理气尤禁补血。春夏重于寒凉，秋冬重于温热。

伐实补虚，引经为要。修方进药，禁忌须知。巴豆、大黄，克伐药宜西北，东南禀弱非宜；苍术、半夏，香干剂利东南，西北燥强无用。运气不齐，未堪执一。治男子，先要养阴制火；治妇人，先要理气调经。辛苦之病，滋补为先；膏粱之疾，清利为上。治久病，先扶元气；攻急疾，暂伐余邪。治病不顾真元，论非探本②；用药不思后患，命曰剿标③。医道浩渊，数言未悉，学人茫昧，自此疏原。

儒通天地，淹贯古今。一身之内，经络次第，可懵然乎？夫喉在前，坚空接肺为气路，下通五脏，以激诸脉之行；咽在后，柔空④接胃，为饮食路，通于六腑。

喉下肺，凡八叶，附脊第三椎，莹华悬覆⑤，阴盖诸脏。肺者勃也，言其气郁勃也。寅时气血注此气血之行，自二刻一周身之后，又从中焦而起，一日一夜有五十次。起于中焦，合

---

① 涂次：同"途次"。此用指路途，道路。

② 探本：探求根本。

③ 剿标：喻"治标不治本"。剿，讨伐，消失。标，树梢，指事物枝节或喻表面现象。

④ 柔空：与前"坚空"相对称，坚空指质坚而中空，柔空指质软而中空。

⑤ 莹华悬覆：描述肺的形态。莹华，喻光洁。悬覆，指肺悬于胸腔而肺叶相覆。

昼夜而皆然，不但寅时而已。不可泥定肺经止行于寅时。心有系，络于肺脘之下。心形如未敷莲花，附脊第五椎，五脏系皆属于心。心织也，灵织细微，无物不贯。又言深也。深居高拱，相火代之行事也。午时气血注此。心外有包络，裹赤黄脂，其筋膜细如丝，在心下横膜之上、竖膜之下。戌时气血注此。心旁有系，下连肾而注气焉。自天一生水，先结两肾。两肾左右开合，命处乎中，如门中桭闑[1]，故曰命门。盖一阳处于二阴之间，所以成乎坎也。酉时气血注此。心下有膈膜，与脊胁周回相着，遮蔽浊气，使不得熏心，所谓膻中也。膈膜下有肝，肝叶左三右四，亦有左右各独一叶者，体右而治左，其系亦络于心，附脊第九椎下，丑时气血注此，是为血之海也。肝短叶下有胆，胆者淡也，无所受输，淡淡然也。又言担也，能担当也。其状如瓶。子时气血注此。已上皆属喉一路也。

咽门长，下至膈膜。膈膜下有胃，受饮食。上口是名食脘，下口与小肠上口紧对。胃者汇也，五味会聚，万物归土也。辰时气血注此。胃之左梢上有脾，色如马肝，形如刀镰，闻声则动，动则磨胃化食。巳时气血注此。脾胃属土，胃居胸之上而正中，故田字在上之中。脾居胸之上而右，故田字亦偏右而在上。胃下左小肠，后附脊，上口对胃下口，下口对大肠上口。泌清别浊，水液分于膀胱，

---

① 桭闑（niè 聂）：古代门两旁的长木和门中间的竖木。闑：门橛，竖在大门中央的短木。

滓秽分于大肠。未时气血注此。胃下右大肠，上接小肠，下接直肠，受滓秽而出之，贵通畅也。卯时气血注此。腹下之前为膀胱，状如绵球，虚松蓄水，渐渍而渗入胞中，胞满而后溺出，全赖气化，气闭则病。上系小肠，下联前阴，溺出精施，两窍并焉。申时气血注此。已上皆属咽一路也。

上焦在胃上口，治在膻中。中焦在胃中脘，治在脐旁。下焦当膀胱上口，治在脐下一寸。所称如雾如沤如渎，即上中下三部脏腑空处是也。亥时气血注此。命门指所居之府而名，为藏精系胞之物。三焦指分治之部而名，为出纳腐熟之司。盖一原一委也。命门非脂非肉，白膜裹之，在七节之旁，两肾之间，二系着脊，下通两肾，上通心肺，贯属于脑，为生命之原，相火之主。人物皆以此为生育之祖。两肾形如豇豆，相并而附于脊十四椎，当胃下两旁，前后与脐平直，外裹黄脂，各有带二条，上条系于心，下条过屏翳穴，趋脊末大骨，有二穴。肾由之而入脑，是为髓海。三焦通心，膻中通海，如天地之尊，不属五行也。真诰云，脑减则发素①。又云，还水之精，上补于脑。可见人身任督二脉，如水出昆仑，自尾箕寅位，周环宇内，注尾闾复上，谓之天河。二脉分于毛际，任自前至唇下爿，所以统一身之阴。督自后至唇上爿，所以统一

① 脑减则发素：髓海空虚则头发变白。《素问》云："肾之华在发。"王冰注云："肾主髓，脑者髓之海，发者脑之华，脑减则发素。"

身之阳。通贯前后上下，二脉联通，则百脉通矣。诚能吸一清气，徐徐咽下丹田，转尾闾上，夹脊入顶，从前下丹田，是人之尾闾，亦系寅位。溯流而上昆仑，与天地同一源流矣。

滋生赋

古人立法：圆散^①用蜜用糖，而汤饮勿施则营散；煎制加茶加酒，而水泉载之血乃成。夫水也者，纯阴之精，而气兼微阳，万物取准，而至柔排劲。纵观难罄，枚举堪推。

春雨水，资始发生，助中气之不足；合药种子，起阳道之萌芽。朝露水，夜气所积，万卉攸资；因时令之杀生，附物性为美恶；治黎明之多汗，对脉症而奏功。冰雪水，退大热而火症消；地浆水，解中毒而烦闷醒。由岩穴中涓涓而出者，为乳穴水，质清味重，茶酿均佳；从梁栋间珠珠而滴者，为屋漏水，毒渍秽承，洗瘰犬啮。借夏冰之凉气，瘞食物而味凝，茹之必成寒热搏激之病；探蒸热于温泉，藉硫黄而性烈，浴体可除疥癣顽痹等疡。糯粳淘沥，咸号米泔，调中而止霍乱，开胃而消宿食。黄梅天雨，罂盎贮盛，经久弥淳，入酱易熟，沾衣速败，澣垢如遗，疥癣涤肌，瘢痕悉灭。长流水，疏源通远，四肢湿肿相宜；急流水，湍纵峻速，足胫风湿合治。如治脾胃虚弱、泄泻不食等症，则用池沼停蓄之水，取其得土气而助脾元也；如治阴不升、阳不降乖隔诸疾，则用河井各半之

---

① 圆散：丸散。

水，取其阴阳和而可升降也。逆流水发吐，升散痰饮之郁陶；井底泥大寒，能敷热病兼汤火。清晨井中，天一之气浮结于面，磁器轻取，是为井华水，饶有补阴之功。缸乘河水，播扬千遍，洒沫漂珠，盈溢腾翻，是为甘澜水，独疗伤寒阴症，奔豚诸病。甑中气水得之非易，饭锅将熟仰接瓦盆，晨起沐头毛发润黑；笼下炊汤弃之恐后，经宿洗面消减颜色，蛮用净身引疮发癣。总之，雨露冰雪水诸天，性以四时之节气为衡；河流井泉水诸地，性以出处流止、土壤风化为定。

生熟汤、洗儿汤、洗碗水、磨刀水，俱属人为造作，性以随所着物，仿例为裁。

虽然吮波别味，病人外藉滋生，源液膏流，玄士①专资内养。一则曰舌下廉泉，乞灵乎地。每候潮至，卷舌上向，搅舐数次，随抵上腭，津液自尔涌至，分咽丹田，炎暑勿渴，劳烦亦不索饮。一则曰呵熨进气，诚求乎人。气为真火，健运一身，老弱之夫，下元亏损而阳衰，体痹骨疼，晨昏洊②至，童男少女，偕与寝处而有裨，鼻吸脐吹，有投必纳。一则曰呼吸阖辟③，因乎月令。嘘于春令，明目扶肝。呵于夏令，离静火阑。秋呬清金而肺润，冬吹益坎而肾坚。频嘻三焦，却除烦热。呼缠四季，脾克消餐。

---

① 玄士：即道家术士。
② 洊（jiàn荐）：一次又一次；再次。
③ 阖（hé合）辟：阖，关闭。辟，开启。《易·系辞上》："是故阖户谓之坤，辟户谓之乾，一阖一辟谓之变。"

声微息细，功胜神丹。凝神眒目，左转右旋。双手向顶，且乂^①且擎。或时抱膝，或时耸肩。随又漱津，随又咽涎。循序渐进，守窍通关。由是乃知，地为天之根也，氤氲弥布；阴制阳之亢也，水火回环。五运相乘，浸假而枯涸开隙；七情纷至，辗转而耗烁多端，何以明其然也。

---

① 乂（yì 义）：安定。《三国志·蜀志·后主传》："上下交畅，然后万物协和，庶类获乂。"

补　遗①

盖尝览求其精与细焉：荤腥蔬果，都是摄生妙药；知节知戒，始为却病良缘。

酒浆力专冲突，厥性昏迷，嫌彼生痰助湿，喜其开郁合欢。多曲新篘②，耗血气而伤脾胃，斟禁烂醉；窨熟白酒，御风邪而条营卫，量饮毋贪。

一切炙煿熏香，发痰助火，积久必生疽毒；诸般鲜甘肥脆，生肌助气，滥用恐决脾垣。阳虚食狗肉，不宜于血虚发热；痨虫嚼鳗骨，独滑于泄痢肠寒。助脾胃者鲫鱼，利胎水者河鲤。母猪发病，助火鱼虾。疮疡莫啖鸡鹅，痔漏须餐龟鳖。猪首风发，猪肉肌生，蹄生乳汁肚③生脾；牛汁消痰，牛肉养胃，水牯发瘟溺去肿。淡菜理崩带精枯，乌鸦止咳嗽骨蒸。水鸡、雄鸡补产虚之肿，田螺、蚬肉生阴腹之寒。鸡蛋精虚可吞，猪肾腰疼可食。羊肝明目，羊肉补形。蟹爪堕胎，蟹肉散血。须饮诸牲生血，藉其长阴；莫食猪脑、肝、肠，防其发病。食兔生儿唇缺，食蟹孕妇横生。蟹壳灰止儿枕骨疼，兔头骨催艰滞产难；鹅掌黄抹脚指臭烂，鸡冠血涂白癜风疮。牛乳补胃润肠，

---

① 补遗：原缺，据"药镜总目"补。
② 篘（chōu 抽）：过滤（指酒）。
③ 肚（dǔ 赌）：用作食材的动物胃脏。

未宜寒泄；猫肉除痨防蛊，且利鼠瘘。禽肉发风，兽齑生火。

土物性寒破腹，海珍性热生疮。糟发嗽而血耗于咸，宿损脾而肠糜于腐 烂也 。莫若菱苗、白菜利气利痰，麻腐、豆粉清肠清胃。菜心是发病之苗，茄儿是耗精之物。芋头填饿，克化甚难，老弱餐宜非夜；银杏 即白果 胀兴，功能止浊，婴儿吞勿宜生。莱菔食消，血损于生，熟偏脾补；甜菜疴发，滑肠可厌，况有毒停。丰本①是白浊瘀血之仙蔬，有妨疟症；乌梅去久嗽宿痰之快剪，渴痢更神。西瓜伤暑勋高，干柿热肠凉沁。胡桃祛食积，且止腰疼，痰喘反为孽障；生梨利痰火，更消酒渴，寒泄竟是仇家。圆眼②生血于心，熟枣和脾与胃。便枯难下，润以榛松；脾湿为殃，致因柚橘。石榴涩血，瓜子生痰。蔗汁露甘，解酒渴而膀胱以利；樱桃珠火，发口臭而疽毒是媒。鲜柿大寒，大寒痢作；荔枝大热，大热血流。鲜瓜破血落胎，鲜枣生虫作泄。盐妨吐衄，酱碍腌人。毫窍开葱，独妨虚汗；头目昏蒜，能敌臭秽。胡椒能散真气，帮胃火者茴香。栗楔③浆吞细细，衰膝再健；葡萄酒醉醺醺，移时便醒。

---

① 丰本：韭菜的别名。《礼记》："韭为丰本，其美在根。"
② 圆眼：即龙眼肉，又称桂圆肉。
③ 栗楔：栗壳里呈扁形的栗子仁。《本草纲目》果部："栗楔，一球三颗，其中扁者栗楔也。"

治伤饮，利水为先；治伤食，吐下为急。适饮适食，不药而期颐；错寒误温，卢扁无上药。

校注后记

对蒋仪《药镜》的整理与校注，理清了其版本源流。《药镜》出自《医药镜》，最早刊刻于 1664 年，即其最早的版本为"清康熙三年甲辰（1664）刻本"。由此可以完全纠正以往视《药镜》为明刻本或早于康熙三年甲辰刻本的错误。

在对《药镜》进行整理校注的过程中，曾针对有关问题先后进行了探讨，涉及"《药镜》作者蒋仪及相关人物考""蒋仪《药镜》石打穿歌流传考""《药镜》暨《医药镜》初刻版本考" "《药镜》暨《医镜》版本的相关记述"。这些研究成果，对理清思路并如期完成校注工作是十分必要的。兹将与本书整理校注相关的研究收获列述如下：

一、作者蒋仪考

《药镜》四卷，作者蒋仪当无疑问。

蒋仪，字仪用，又字羽用。浙江嘉兴嘉善人（今浙江省嘉兴市嘉善县）。早年因多病尝药良多，身处明朝末年，虽习举子业，但久不利于场屋，"应试而未尝登第"（陆以湉《冷庐医话》）。自认为"无爵位而有功名，可以遂我宏济之愿者，莫若业医"。遂遍访名师，尝游学于王肯堂弟子张玄暎（字暎垣）处，而深得个中精蕴。偶得王肯堂

《医镜》，据陆赞奇序言所称"王宇泰先生纂之稿尚未全也"，说明其书稿为尚不完备的未定稿。蒋仪在得到王肯堂书稿后，"辑成完帙，删定十年，乃登梨枣"（陆赞奇序）。由此可知蒋仪对王肯堂《医镜》进行了长时间的删减增补等修订工作，有用时十年之说。蒋仪自序与跋中，也透露了其习医与著述的大致经过与年代。

明清易代的战乱，加上顺治二年（1645）的瘟疫，让蒋仪的家乡"民之死于兵、死于疫者，盖踵相望"。在此境遇下蒋仪恻然心伤，避兵灾于僻壤，"甲申以后，遂火去时艺"，干脆摒弃科举，潜心研究医药，"缀方给药，全活乡党贫人"。他"集古今药性全书，并诸名家及金沙（王肯堂）用药秘旨，手自删订，编辑缀方"。删订编辑古今药性全书，四易其稿，撰成《药镜》四卷，附于《医镜》之后，以《医药镜》之名刊行于世。蒋仪"暇时买药归来，悬壶街市，袖古今医说，研穷探味，云以自老"，过着平民医生的生活。可知其在明朝末年应试而未尝登第，由明入清，业医以终。

但仍有两个小的枝蔓需要澄清。

其一，在《四库全书总目》卷一〇五子部医家类存目中录有《药镜》。记述为："《药镜》四卷，浙江巡抚采进本。明·蒋仪撰。仪，嘉兴人。正德甲戌进士，其历官未详……凡例谓《医镜》之镌，骈车海内。今梓药性，仍以镜名。"

其"正德甲戌进士，其历官未详"系误载。据"正德甲戌进士"之说，则时在正德九年（1514）。查核《明清进士题名碑录索引》，是年甲戌科第三甲二百五十八名进士中确有蒋仪，列一百二十一位。但其并非嘉兴人，而是原籍昆山，后作天津卫军籍。此蒋仪中进士之年，王肯堂尚未出生。则此蒋仪非彼蒋仪甚明。《四库全书总目》关于蒋仪生平的记载显然是错误的！在《天津县新志》（1931年刊本）中也误以天津卫籍蒋仪为《药镜》作者，应是沿袭了《四库全书总目》之讹误。

其二，清朝陆以湉在《冷庐医话》记述："及考《嘉兴府志·撰述门》，只有卜祖学《药镜》，无仪用名，当亦有误，特识于此，为吾郡征文献者告焉。"

《药镜》这一书名无故在《嘉兴府志·撰述门》中与卜祖学产生联系。考诸文献仅此一处，且陆以湉已识其误。蒋仪撰著《药镜》事实清楚，证据甚多，公众有识，已成定论。卜祖学非《药镜》之作者，此说不能构成对蒋仪撰著《药镜》的否定。

二、作者生活时代与居住地

文献中所见，凡提《药镜》作者蒋仪，皆言其为明朝人。这似乎也是部分书目将《药镜》误为明刻本的原因之一。

蒋仪实际生活于明末清初，经历了朝代更替。明朝后期他虽参加过科举考试却未能进仕。明清交替的甲申之年

（1644），蒋仪大致已是中年。因这时他的两个儿子蒋诠、蒋诚已经进学读经。其在顺治五年（1648）完成《药镜》写作之后的"书药镜后"提到："向往岐黄者二十年，前此犹从事举业，与弟五人，相期建白，仰副生成。循举儿诠，次举儿诚，各授一经。一门之内，茂兴八业。甲申以后，遂火去时艺，专此忘疲。"也就是说其弃举子业而专心事医是"甲申以后"的事。

蒋仪游学遇到张玄暎，两人在佘峰（佘山）共同研读王肯堂《医镜》，其地当为现今上海松江区佘峰，离嘉善不远。蒋仪的故乡居地，署为"魏里"（见于《医药镜》封面）、"武水"（见于《医镜》各卷首）、"嘉善"（见于《药镜》各卷首），均属嘉善。更明确的地点如，顺治乙酉（1646）时他居住于叫钟奇浜的乡村，进行《药镜》的写作。即其自述所云："乙酉夏秋，兵燹遍宇，余避居邑之极北，为思四之钟奇浜，馨逸在破靴港口，相隔十里。"以上魏里、武水、思四区、钟奇浜、破靴港口等地名，均见于《嘉善县志图》。揣测其一生基本未远离故乡。

故此，蒋仪的生活时代为"明末清初"则更为确切，居住地为浙江嘉兴嘉善。

三、《药镜》之成书

因蒋仪刊刻的《医镜》中附有明崇祯辛巳（1641）柯元芳序，而一般提蒋仪多述其为明朝人，所以此前有将《药镜》最早版本归于明刻本的错误。

关于《药镜》的成书，过去存在的混乱认识很多。可从《中国中医古籍总目》对其版本的著录上窥见一斑。

蒋仪"书药镜后"明确记述了《药镜》撰写的起止时间。"手纂是编，始于甲申春杪，竣于戊子首夏。随收随弃，随汰随录。寒风暝雨，春枕秋航。寤寐以之，易稿凡数四矣。"即其撰著开始于1644年春（"甲申春杪"），最后完成于1648年夏（"戊子首夏"）。历时四年有余，期间四易其稿。他1644年才开始其书的写作，由此完全否定了《药镜》有明刻本的任何说法。故将《药镜》及《医药镜》现存版本定为明刻本皆是错误的。

蒋仪自序写于康熙二年，谓："私附于金沙宇泰王先生《医镜》一书之列，名曰《药镜》，并梓以问世。"钱继登"医药镜合序"写于康熙三年，是《医药镜》暨《药镜》刻本的最早年限，即其版本为"康熙三年甲辰（1664）刻本"。

四、与《医镜》的关系

《药镜》与《医镜》的关系，可从"医药镜合序"并《医镜》与《药镜》的凡例中追溯。已有的文字明确记述，《药镜》非单刻本而是附于《医镜》之后，合为《医药镜》刊行的。

《医镜》与《药镜》的"凡例"，均署名为蒋仪所撰。《医镜》"凡例"不知撰于何时，叙述："是编原本，余得之茂苑张玄暎，玄暎得之宇泰先生，授受盖不轻矣。往余与玄暎读书佘峰，搦管之余，漫加辑订，爰付梨枣。"

《药镜》"凡例"中，蒋仪有"《医镜》之镌，骈车海内。今梓药性，仍以镜名，敢云鉴物至清，亦以璧合前书云尔"之说，可以明确《医镜》在先，《药镜》在后之时间顺序。"璧合前书"也说明了《医镜》与《药镜》合而为一成为《医药镜》的缘由。

在钱继登"医药镜合序"中，二者之先后关系论述得更为明确："蒋子仪用，博物士也。志存利济，研讨《素》书，洞其精奥，得《医镜》于太史王宇泰，而悬诸国门。嗣是之后，复综本草之源流，汇为《药镜》，付诸剞氏。"此"医药镜合序"所署时间为"康熙三年岁次甲辰孟冬朔日"。

五、版本调研情况

经调研，《药镜》版本单一，即出自《医药镜》。即使以单本形式出现的《药镜》，亦均是出自《医药镜》版刻。但《药镜》不同藏书可见印刷年限早晚的差异，所见其晚出者版刻已有坼裂或缺字与漫漶。

《药镜》所涉"鸳水陈诞敷发兑"本与"古吴成裕堂珍藏"本，只是牌记不同与序跋有异，其余正文内容则是相同的雕版。《药镜》四卷，其正文版本数据如下：

板框 196 mm × 136 mm，四周单边；半页9行，每行20字；无鱼尾，版心中自上而下刻书名、标题、卷序、页码；正文字体为长仿宋体。雕版中无刻工的记录。

《药镜》的印刷当有先后的不同，而产生出两个不同的牌记。均本于《医药镜》，其形制如下：

"鸳水陈诞敷发兑"牌记，有钱继登康熙三年"医药镜合序"。《医镜》无序跋，《药镜》各种序跋齐全，为首印。此为"康熙三年甲辰（1664）刻本"无疑。

"古吴成裕堂珍藏"牌记，无钱继登序，《医镜》有柯元芳序（时间署为崇祯辛巳），《药镜》则无任何序跋。比较其内容则仍然是同一雕版。考查后认为：其或为后印，或仅撤换序跋后改用了牌记。此前《中国中医古籍总目》定有此牌记的《医药镜》版本为"明崇祯十四年辛巳（1641）古吴成裕堂刻本，清康熙三年重修本"。

值得强调的是，在"鸳水陈诞敷发兑"牌记的《医药镜》中，有"医药镜合序"，而未见有柯元芳署崇祯辛巳年的"医镜序"。

《医药镜》是在《药镜》成书后，附于《医镜》之后，二者合刊成书的。所以，以上两种情况的《药镜》均只能定为"清康熙三年甲辰（1664）刻本"，任何早于此前的版本定性均为错误。

根据调研，所过目的各图书馆《药镜》或《医药镜》藏书情况大致如下：

中国医科大学（沈阳）图书馆所藏《医药镜》，封面有"鸳水陈诞敷发兑"牌记，有"医药镜合序"，《药镜》序跋齐全，字迹清晰，保存完好，品相上佳，为最佳的初刻本。定版本康熙甲辰本，准确无误。

天津中医药大学图书馆所藏《医药镜》，封面有"鸳水陈诞敷发兑"牌记，有"医药镜合序"，《药镜》序跋齐全，卷四缺失第二十七、二十八两页，字迹较清晰，个别字迹存在漫漶。定版本康熙甲辰本，准确无误。

中国中医科学院图书馆所藏《医药镜》，有"鸳水陈诞敷发兑"牌记，有柯元芳"医镜序"，《药镜》无序跋，雕版中已有缺字，当非首印。其装帧为《医镜》六册、《药镜》一册，二者开本与用纸均不同，系配补而成；但二者内文版框等项则与他书无异。

——以上三处藏书为封面有"鸳水陈诞敷发兑"牌记的刊本。

上海中医药大学图书馆所藏的为《医药镜》，即《医镜》四卷附《药镜》四卷，其封面有"古吴成裕堂珍藏"牌记，字迹清晰，有柯元芳"医镜序"，《药镜》无序跋。

国家图书馆古籍馆（北海文津楼）所藏的《医药镜》为甘肃中医学院 1989 年影印本，封面有"古吴成裕堂珍藏"牌记，有柯元芳"医镜序"，《药镜》无序跋，字迹较清晰，但卷二第一、第二页均残为半页，个别字迹存在漫漶。

——以上两处藏书为封面有"古吴成裕堂珍藏"牌记的刊本。

上海图书馆所藏《医镜》附《药镜》，分为天地人三册，天地两册为《医镜》四卷，前有柯元芳"医镜序"（前面误衍有"鸳水何元英"一序言，实与本书无关）；人册为《药镜》四卷。《药镜》仅存蒋云章序，字迹清晰，为印刷较早者。其据蒋云章序定版本为清顺治十四年，则误。

中国科学院国家科学图书馆所藏《药镜》，存蒋云章序，且存钱继登《医药镜》合序（首页缺），但品相稍差，内容有缺页。所定版本为清康熙甲辰本，不误。

——以上两处藏书均无牌记，《药镜》均存一序言，实为《医药镜》刊本无疑。

中国医学科学院（协和）图书馆所藏《药镜》，无序跋，品相颇佳，字迹清晰完整，无缺字无漫漶，为较早印刷者。其图书卡片记录项有"原附有王肯堂医镜四卷，本馆另备影片本"，惜未查见。但说明其原为《医镜》与《药镜》并存。情形显然系《医药镜》合刊本。

北京中医药大学图书馆所藏《药镜》，缺少序跋，字迹尚清晰，但有残页。与中国中医研究院图书馆所藏缺字情况颇同，似同时印刷者。

上海中医药大学另藏有一单订本《药镜》（单残本），因无序跋，无法判断其归属，字有漫漶，间有缺字，补为黑丁，版有坼裂，为所见藏书中印刷较晚者。

——以上三处藏书均无牌记，其《药镜》是从《医药镜》刊本中析出的，仅单独存放而已。

以上所见藏书中，其凡例、总目、卷一、卷二、卷三、卷四内容均齐备。序跋差异项比较见下表。

版本调研各图书馆所藏《药镜》或《医药镜》序跋项差异情况比较表

图书馆与藏书名称	医药镜牌记	医镜柯元芳序	医药镜合序	药镜陆赞奇序	药镜支如增序	药镜蒋云章序	药镜蒋仪自序	蒋仪书药镜后
中国医科大学（沈阳）《医药镜》	鸳水陈诞敷发兑	无	有	有	有	有	有	有
天津中医药大学《医药镜》	鸳水陈诞敷发兑	无	有	有	有	有	有	有
中国中医科学院《医药镜》	鸳水陈诞敷发兑	有	无	无	无	无	无	无
国家图书馆古籍馆《医药镜》	古吴成裕堂珍藏	有	无	无	无	无	无	无
上海中医药大学《医镜》附《药镜》	古吴成裕堂珍藏	有	无	无	无	无	无	无
上海图书馆《医镜》附《药镜》	无	有	无	无	无	有	无	无
中国科学院国家科学图书馆《药镜》	无	无	有	无	无	有	无	无
中国医学科学院（协和）《药镜》	无	无	无	无	无	无	无	无
北京中医药大学《药镜》	无	无	无	无	无	无	无	无
上海中医药大学《药镜》（单残本）	无	无	无	无	无	无	无	无

六、流传、影响及评述

研究工作中收集到数种记载《药镜》（兼涉《医药镜》或《医镜》）的文献，列述如下，以备参稽。有关说明与正误的评述见于其后的注。

1. 被收录入《四库全书总目》卷一〇五子部医家类存目。

《药镜》四卷（浙江巡抚采进本）　明·蒋仪撰。仪，嘉兴人。正德甲戌进士，其历官未详。是编前后无序跋。惟凡例谓医镜之镌，骈车海内。今梓药性，仍以镜名。其载药性，分温、热、平、寒为四部，各以俪语括其主治。后附拾遗、疏原、滋生三赋，以补所未备。词句鄙浅，徒便记诵而已。

注："正德甲戌进士，其历官未详"系误引。

2. 周中孚《郑堂读书记》卷四十三所见《药镜》乃《医药镜》中析出无疑。

《医镜》四卷（明刊本）　旧题明·王肯堂撰，蒋仪校编（仪字仪用，嘉善人）。据凡例称原本得之张元暎（映垣），元暎得之宇泰先生，"先生手示此编，指其大要，今一披临览，而晓然于辨证用药，真昭彻如镜，遂以《医镜》名编。"盖即仪用所自撰，而托之宇泰以重其书云尔。凡分内外二十九目，杂门四目，疮疡八目，妇人十一目，小儿十五目，其内科又附以十九目。所载简略殊甚，聊以供穷乡僻壤无书者之需耳。前有崇祯辛巳柯元芳序。

《药镜》四卷（明刊本）　明·蒋仪撰（仪嘉兴人，正德甲戌进士），四库全书存目。其凡例称："是编大义，悉遵古人。间有删补，则属金沙秘法。……《医镜》之镌，骈车海内，今梓药性，仍以镜名。……以璧合前书云尔。"按其书附《医镜》之后，总名之曰《医药镜》。凡分湿热平寒（注：实为温热平寒，其误"温"为"湿"）四卷。其中草木昆虫、金珠沙石之类，亦多鱼贯雁行，次序不紊。更附拾遗、疏原、滋生三赋于后，词句运以俪偶，易于记诵，亦鄙浅特甚。

注：述《药镜》为明刊本显系错误。此《医镜》《药镜》仅见有柯元芳序，比较符合署"古吴成裕堂珍藏"牌记的《医药镜》特征。然而此两书却缺失了该牌记，则让人不识其为《医药镜》合刊本矣。周中孚识"按其书附《医镜》之后，总名之曰《医药镜》"，却仍认《药镜》为明刊本，当未得见作者蒋仪的自序与跋。

3. 陆以湉《冷庐医话》明确叙述《药镜》与《医镜》合刊。

《四库全书》医家类存目《药镜》四卷，浙江巡抚采进本。《题要》云：明·蒋仪撰。仪，字仪用，嘉兴人，正德甲戌进士，其历官未详。是编前后无序跋，惟凡例谓《医镜》之镌，骈车海内，今梓药性，仍以镜名云云。此书余于咸丰七年，从武林书坊得刊本四卷，乃与王宇泰《医镜》四卷（有仪用崇祯辛巳序文）合刻者，前有仪用之弟云章彦文氏顺治丁亥序，及仪用康熙二年自序，各卷首刊嘉善（蒋仪纂定，常醴参订）。彦文之序，谓仪用负宏济苍生之愿，出入场屋，见刖执事，郁郁不得志，以为无爵位而有功名，可以遂我宏济之愿者，莫若业医，若遍访名宿，遂得宗旨于王宇泰先生，发其枕秘，有《医镜》一书，镌传海内，学人奉为指南矣。然而用克镜医，必先镜药，岁在乙酉魏塘春夏为弘光元年，魏塘秋冬为顺治之二年，民之死于兵死于疫者，盖踵相望，仪用侧处北村，恻然心伤，益无意章句，乃集古今药性全书，并诸名家，及金坛用药秘旨，手自删订编辑，缀方给药，全活乡党贫人，又与常子馨逸互相考论，砥琢词章，协以声韵，成书四卷，名曰《药镜》。又云：仪用近葺蓬编茨，驱儿辈及僮仆，督耕陇上，暇时买药归来，悬壶街市，袖古今医说，研穷探味，云以自老。据此则仪用应试而未尝登第，入本朝业医以终。《题要》所云，乃据采进本之辞耳。及考《嘉兴府志·撰述门》，只有卜祖学《药镜》，无仪用名，当亦有误，特识于此，为吾郡征文献者告焉。

注：卜祖学，浙江嘉兴人，清代医学家，著有《伤寒脉诀》，未见刊行。陆氏所购合刻者，据其《药镜》序言等述，与"鸳水陈诞敷发兑"牌记的《医药镜》相符。

4. 严宝善《贩书经眼录》持有《药镜》乃清刻本的正确结论，并述致误之因。

康熙刻本《药镜》四卷　明嘉善蒋仪（仪用）纂，鹤湖常醴（馨逸）参订。清康熙三年刻本，竹纸四册。首有凡例。《四库》入存目。陆以湉《冷庐医话》云："余得（《药镜》）刊本四卷，乃与王宇泰《医镜》四卷（有仪用崇祯辛巳序文）合刻者。前有仪用之弟云章（彦文氏）顺治丁亥序及仪用康熙二年自序。"此书各家书目多作崇祯十四年（辛巳）刊者，乃未见清顺治、康熙二序而从《医镜》初刻年代致误也。此本前后亦无序跋。凡例略云"《医镜》之镌，骈车海内，今梓药性，仍以镜名，以璧合前书"云尔。是《药镜》刊于《医镜》之后无疑也。明崇祯本《医镜》拙录已收。是书药分四部，曰温、热、平、寒；又著三赋，曰拾遗、滋生、疏源。《四库存目》以蒋仪为嘉兴人；又蒋仪为崇祯甲戌进士，《存目》误作正德进士。曾见某家书目载有康熙三年（甲辰）鸳水陈诞敷发兑本《医镜》、《药镜》各四卷，疑刻此《药镜》同时又重刻《医镜》。

　　明崇祯刻本《医镜》四卷（附两种）　原题："金坛王肯堂宇泰父著，茂宛张暎垣玄暎父参，武水蒋仪（仪用）父校。"明崇祯辛巳（十四年）自刻本，竹纸二册。正书为宋体字，大题下有"十经楼"三字；附《急救丹方》六十四条，《诸症戒宜》十八条，为写体字。末署"癸酉旦月上澣玄暎子又志"。（注：癸酉为崇祯六年，玄暎子即张暎垣。）书首有崇祯辛巳（十四年）鹤湖柯元芳（楚蘅）序，鹤湖常醴（馨逸）序，又蒋仪序及凡例。此为崔永安（磐石，号止园）旧藏，书衣手题"止园居士读"；有"止园"（白长方及白方各一）及"磐石"（朱方）等印。崔为汉军正白旗人，光绪庚辰进士，历任翰林院编修，民国初年逝于杭州。

案：蒋仪刻《医镜》之后遂撰《药镜》四卷，本录已载。陆以湉《冷庐医话》云刊本《药镜》四卷，乃与《医镜》合刻者；《医镜》前有崇祯辛巳仪用序；《药镜》前有仪用之弟云章（彦文氏）顺治丁亥（四年序）及仪用康熙二年自序。《药镜》凡例略云："《医镜》之镌，骈车海内，今梓药性，仍以镜名。"则《药镜》刻于《医镜》之后，已入清二十余年矣。

注：严宝善，浙江杭州人，民国藏书家严子厚之子。"此书各家书目多作崇祯十四年（辛巳）刊者，乃未见清顺治、康熙二序而从《医镜》初刻年代致误也。""《药镜》刻于《医镜》之后，已入清二十余年矣。"其述确实！

5. 孙殿起《贩书偶记续编》所见乃《医药镜》。

医药镜卷　明金沙王肯堂等撰　崇祯辛巳鸳水陈诞敷刊。

注：即言《医药镜》，即言"鸳水陈诞敷刊"，显系"清康熙三年甲辰刻本"无疑，版本定"崇祯辛巳"又因柯元芳序而致误。

七、对《中国中医古籍总目》版本记述的订正

《中国中医古籍总目》（薛清录主编，上海辞书出版社2007年12月第1版）中将《药镜》著录为：《药镜》四卷，明·蒋仪（仪用）撰，1641年。其中关于出版（刊刻）年代显然延续了《药镜》系明刻本的错误认识，1641年可能来源于《医镜》柯元芳崇祯辛巳序。而《药镜》暨

《医药镜》最初刊刻于康熙三年甲辰（1664），这是本次整理工作中得出的明确结论。

《总目》中该书的版本列有五种不同情况，条目如下：

1. 明崇祯十四年辛巳（1641）成裕堂刻本。
2. 明崇祯嘉善刻本。
3. 清康熙三年甲辰（1664）刻本。
4. 清初刻本。
5. 清刻本。

其中第一与第二种版本年代"明崇祯"均应当修订为清康熙三年甲辰（1664）刻本。并且还应当区分为或"鸳水陈诞敷发兑"本，或"古吴成裕堂珍藏"本。

第二种版本定为明崇祯嘉善刻本仅指北京大学图书馆所藏《药镜》，除年代定性错误外，无具体年限的确定，却将刊刻地"嘉善"列为版本内容。其最早亦当为康熙三年甲辰（1664）刻本。

由于《药镜》并未见重刻，故以上第四种与第五种版本的记述"清初刻本"与"清刻本"应当合并，可归至"清康熙三年甲辰（1664）刻本"。

结论：《药镜》版本最早刊本为"清康熙三年甲辰（1664）刻本"。此前并无是书。

八、蒋仪《药镜》石打穿歌流传考

蒋仪《药镜》所附"拾遗赋"，收载了不常用的药物一百四十种。蒋仪述其拾遗之宗旨曰："遗宝物而人拾，

药镜

一二四

照乘连城。遗药品而我收，扶生起死。"其中涉及石打穿与血见愁两味药物时，其句曰："滚咽膈之痰，平翻哕之胃，石打穿识得者谁？止吐衄之红，收肠胃之血，血见愁能寻有几！"

在"石打穿"药名之后，蒋仪紧跟着用小字注文说明了石打穿为治疗噎膈翻胃的"特效"药物（"十投九效"），极为详细地描述了该药的植物学特征，以及用药部位、性味归经、功效、药材采集、加工方法、配伍、使用方法，更有其显著的临床效果等。其文曰：

蒋仪用曰：噎膈翻胃，从来医者、病者群相畏惧，以为不治之症。余得此剂，十投九效，不啻如饥荒之粟、隆冬之裘也。乃作歌以志之。歌曰：谁人识得打石穿，绿叶深纹锯齿边，阔不盈寸长更倍，圆茎枝抱起相连。秋发黄花细瓣五，结实扁小针刺攒。宿根生本三尺许，子发春苗随弟肩。味苦辛平入肺脏，穿肠穿胃能攻坚。采掇茎叶捣汁用，蔗浆白酒佐使全。噎膈饮之痰立化，津咽平复功最先。世眼愚蒙知者鲜，岐黄不载名浪传。丹砂勾漏葛仙事，余爱养生著数言。

石打穿治顽疾有良效，这样的药物谁人会弃之，又怎能不拾遗呢？所谓"慧眼识珠"，石打穿一药经蒋氏的记述，而得到本草与医药学家的重视，其在清代多有流传：清朝医药著作给予引用者所见有三：赵学敏（约1719—1805）《本草纲目拾遗》，亦见于魏之琇（1722—1772）

《续名医类案》，还见于陆以湉（1644—1911）所撰《冷庐医话》。略述如下。

（一）赵学敏《本草纲目拾遗·草部》卷五所载

石打穿　铁筅帚

《葛祖方》：一名龙芽草、石见穿、地胡蜂、地蜈蚣。《百草镜》：地蜈蚣与神仙对坐相似，惟叶上有紫斑为别，且神仙对坐草之花，每节两朵，此则攒聚茎端，或三四或五六相聚为别，疑即石见穿。龙芽草生山土，立夏时发苗布地，叶有微毛，起茎高一二尺，寒露时开花成穗，色黄而细小，根有白芽，尖圆似龙芽，顶开黄花，故名金顶龙芽。一名铁胡蜂，以其老根黑色，形似之。又一种紫顶龙芽，茎有白毛，叶有微毛，寒露时抽茎，开紫花成穗。俱二月发苗，叶对生贴地，九月枯，七月采。按：石打穿《纲目》于"有名未用"下列之，只言止骨痛大风痛肿，不言他用。而《葛祖遗方》载其功用甚广，并有诸名考之。《百草镜》：龙芽二种与地蜈蚣俱非一物，论其功用：石打穿治黄疸，地蜈蚣治跌扑黄疸。故《百草镜》因其用相同，于地蜈蚣下注，疑即石打穿，于龙芽草下注，亦名石见穿。治下气活血，理百病，散痞满，跌扑吐血，崩痢肠风下血。明明二种功用各异，不知《葛祖方》何以混为一？此书传自明末，或有舛讹，或有的识，未敢妄议，附识于此，以俟再考。

敏按：蒋仪《药镜·拾遗赋》云：滚咽膈之痰，平翻胃之哕，石打穿识得者谁？注：噎膈翻胃，从来医者病者群相畏惧，以为不治之症。余得此剂，十投九效，不啻如饥荒之粟，隆冬之裘也。乃作歌以志之。歌曰：谁人识得石打穿，绿叶深纹锯齿边，阔不盈寸长更倍，圆茎枝抱起相连。秋发黄花细瓣五，结实匾小针刺攒，宿根生本三尺许，子发春苗随弟肩。大叶中间夹小叶，层层对比相新鲜。味苦辛平入肺脏，穿肠穿胃能攻坚。采掇茎叶捣汁用，蔗浆白酒佐使全。噎膈饮之痰立化，津咽平复功最先。世眼愚蒙知者少，岐黄不识名浪传。丹砂句漏葛仙事，余爱养生著数言。据歌中所言形状，则又似铁苋菷，故并存其说而附录之。

癸丑，余亲植此草于家园，见其小暑后抽薹，届大暑即著花吐蕊，抽条成穗，俨如马鞭草之穗。其花黄而小，攒簇条上，始悟马鞭草花紫，故有紫顶龙芽之名。此则花黄，名金顶龙芽，与地蜈蚣绝不相类，因此草亦有地蜈蚣之名。故《百草镜》疑为石见穿也。李氏《草秘》：石见穿生竹林等处，叶小如艾，而花高尺许，治打伤扑损膈气，则石见穿之叶如艾，又与石打穿之叶深纹锯齿不侔矣。

《葛祖方》：消宿食，散中满，下气，疗吐血各病，翻胃噎膈，疟疾，喉痹，闪挫，肠风下血，崩痢食积，黄白疸，疗肿痈疽，肺痈，乳痈，痔肿。

乳痈初起：《百草镜》：龙芽草一两，白酒半壶，煎至半碗，饱后服。初起者消，成脓者溃，且能令脓出不多。

铁笀帚

……

膈症：蒋云山传方：石打穿草，按月取草头一个，如三月三个，四月四个，以月分为多寡之数，捣汁，同人乳羊乳汁搅匀服，立效。

（二）魏之琇《续名医类案》卷十四"膈"条所载

按赵学敏《本草纲目拾遗》云：石打穿，一名龙芽草。生山上，立夏时发苗布地，叶有微毛起，茎高一二尺，寒露时开花成穗，色黄而细小，根有白芽，尖圆似龙牙，茎有白毛，顶开黄花，故名金顶龙牙。一名铁胡蜂，以其老根黑色，形似之也。又一种紫顶龙芽，茎有白毛，叶有微毛，寒露时抽茎，开紫花成穗，俱二月发苗，叶倒生贴地，九月枯，七月采。赵学敏曰：予亲植此草于家园，见小暑后抽台，届大暑即著花吐蕊，抽条成穗，俨如马鞭草之穗。其花黄而攒簇条上，始悟马鞭草花紫，故有紫顶龙牙之名。此则花黄，故名金顶龙牙，与地蜈蚣绝不相类。因此草亦有地蜈蚣之名，故《百草镜》疑为石见穿也。李氏《草秘》云：石见穿生竹林等处，叶少如艾，而花高尺许，治打伤扑损膈气。则石见穿之叶如艾，又与石打穿深纹锯齿之叶不侔矣。世又名曰铁笀帚，山间多有之，绿茎而方，上有紫线纹，叶似紫顶龙芽，微有白毛，七月开小黄花，结实似笀帚，能刺人手，故又名千条针。

附方云：石打穿草，按月取草头一个，如三月三个，四月四个，以月分为多寡之数。捣汁，同人乳、羊乳和匀服，神效。膈症，出蒋云山传方。又蒋仪《药镜·拾遗》云：噎膈翻胃，从来医者病者，咸以为不治之症。余得此剂，十投九效，乃作歌以志之。歌曰：谁人识得石打穿，绿深纹，锯齿边。阔不盈寸长更倍，圆茎枝抱起相连。秋发黄花细瓣五，结实扁小针刺攒。宿根生本二尺许，子发春苗随弟肩。大叶中间夹小叶，层层对比相新鲜。味苦辛平入肠肺，穿肠穿胃能攻坚。采撷茎叶捣汁用，蔗浆白酒使佐全。噎膈饮之痰立化，津液平复功最先。世眼愚蒙知者少，岐黄不识名浪传。丹砂勾漏葛仙事，余爱养生著数言。按赵氏所引数说观之，石筅帚之绿茎而方，与此道人所说方梗绿叶相似。但道人所指不言开何色花，亦不言茎有紫线纹。而赵氏所引，但言方茎而不言有凹，与状似益母，其是一是二，难以悬拟。然此间的有此等治膈之草，则确无可疑，存之以俟识者。

校注后记 一二九

注：引自《名医类案（正续编）》，其"故《百草镜》"原误为"故有《草镜》"。

（三）陆以湉《冷庐医话》卷三"噎"条所载

明·蒋仪用《药镜·拾遗赋》注云：噎膈翻胃，从来医者病者群相畏惧，以为不治之证，余得此剂，十投九效，不啻如饥荒之粟，隆冬之裘也，乃作歌以志之曰：谁人识得石打穿，绿叶深纹锯齿边，阔不盈寸长更倍，圆茎枝抱起相连，秋发黄花细瓣五，结实扁子针刺攒，宿根生本三尺许，子发春苗随弟肩，味苦辛平入肺脏，穿肠穿胃能攻坚，采掇花叶捣汁用，蔗浆白酒佐使全，噎膈饮之痰立化，津咽平复功最先。按：石打穿《本草》罕见，至《本草纲目拾遗》始载其功用，然世人识之者鲜，即或识之，亦未必信而肯服。余谓噎症初起，莫如《医学心悟》之启膈散。又秘传噎膈膏，程杏轩《医述》以为效如神丹（人乳、牛乳、芦根汁、人参汁、龙眼肉汁、蔗汁、梨汁，七味等分，惟姜汁少许，隔汤炖成膏，微下炼蜜，徐徐频服）。至顾松园之治膈再造丹，谓能挽回垂绝之症（见"今书门"）。有此数方，何事更求僻药乎？

注：引自《冷庐医话（校注本)》，其"蒋仪用《药镜·拾遗赋》"原误为"蒋仪《用药镜·拾遗赋》"。

（四）小识

石打穿，谢宗万认为明朝时用为民间草药。梳理石打穿在中医药典籍中的记述，可见其在《本草纲目》中无载，相近名目的石见穿仅列为"有名无用"，且缺少对产地的记载以及对形态的描述。

从以上"石打穿歌"的流传来看，赵学敏不仅进行了文献的考证，而且通过采药种药的实践，从而确定了石打穿与金顶龙芽为同一物。仙鹤草之药名出郑尚岩《伪药条辨》，别名脱力草、金顶龙芽、狼牙草。经过文献考证，可以确定，石打穿的药材基原为为蔷薇科植物龙芽草（又称仙鹤草、狼牙草），亦即与《救荒本草》中之龙芽草和《伪药条辨》中之仙鹤草为同一来源，同物异名。迄今，上海、浙江作为地方草药以"脱力草"为名供临床使用。

由上，笔者汇集了《本草纲目拾遗》《续名医类案》和《冷庐医话》三书对蒋仪《药镜·拾遗赋》中"石打穿歌"的流传。可见石打穿一药对《药镜》一书具有重要的意义。陆以湉谓："石打穿《本草》罕见，至《本草纲目拾遗》始载其功用，然世人识之者鲜，即或识之，亦未必信而肯服。"蒋仪熟识石打穿之药材出产与植物特征，以及药性功用，其治噎膈的临床效用当有其亲验。巧合的是，《本草纲目拾遗》所收治膈症之方由蒋云山所传，而《药镜》一书的序即有称其"弟"的将云章所写的一则序言，蒋仪、蒋云章、蒋云山之间恐不仅只有同姓之源渊，相近地域且家族近亲的可能性亦较大。虽然暂时不能给出石打穿药用首载《药镜》与蒋仪首先发现其为治噎膈良药，但我们可以完全肯定的是，石打穿治疗噎膈之记载早出于《本草纲目拾遗》，石打穿治噎膈功用之推介，首功在蒋仪无疑。由之，石打穿之记述，也大大提升了《药镜》一书的学术价值。

另外，对蒋仪《药镜》的整理研究，亦足以订正《续名医类案》与《冷庐医话》在引用石打穿歌时出现的错误。如《续名医类案》"绿叶深纹锯齿边"误作"绿深纹，锯齿边"，"三尺"误为"二尺"；《冷庐医话》"结实扁小"误作"结实扁子"。除此之外，前者"故《百草镜》"原误为"故有《草镜》"，后者"蒋仪用《药镜·拾遗赋》原误为"蒋仪《用药镜·拾遗赋》"，皆低级错误。

蒋仪所撰《药镜》，虽曾有影印出版（诸如历代本草精华丛书本、中华本草全书本），但所据藏书非全帙，序跋缺失，故对其版本判断多有误。至于整理出版，则在本次系统整理校注之前，未见有过。故此次的整理校注对作者蒋仪和《药镜》一书的学术研究与传播均大有裨益。然而，由于条件与水平的限制，本书的整理校注工作难免存在着的诸多缺陷与不足，敬祈方家不吝赐教。

附　录

总　目

温　部

人参　北沙参　黄耆　白术　熟地黄　当归　五味子百部　远志苗、叶　石菖蒲+　藿香　香附　缩砂蔤　木香肉豆蔻　白豆蔻　小茴香　草果　蓬莪茂　辣蓼水蓼子二十使君子　谷精草　生姜　高良姜子　郁金　姜黄　麻黄节、根　紫苏梗、子　川芎抚芎　防风三十　荆芥　薄荷　藁本细辛　白芷　苍耳子、叶　葱白头实、汁　秦艽　香薷　旋覆花四十　芫花　半夏　天南星　苍术　白芥子　前胡白附子　威灵仙　莱菔子　蓟五十　豨莶　胡首乌茎、叶覆盆子　骨碎补　肉苁蓉　仙茅　巴戟天　刺蒺藜沙苑蒺藜胡芦巴　续断六十　延胡索　泽兰　益母草子　艾叶　韭菜根、子　红花苗、根　山漆　白头翁　百草霜　刘寄奴七十鼠粘子　胡荽子　芝麻　甘松　土木鳖番木鳖　蔓荆子　蕤仁　辛夷　款冬花　杏仁八十　乌梅白梅　益智仁　丁香沉香　乌药　陈皮核、叶　青皮　厚朴　槟榔　大腹皮九十阿魏　五加皮　山茱萸　杜仲　宣木瓜　龙脑香　皂角角刺　肥皂核独核　赤柽木　荔枝子核一百　胡桃　松香子、花、叶、节　干漆　芜荑　橄榄核　谷蘖　醋　红曲　糯米　饴糖一百十　大麦芽　神曲　白扁豆叶、花　灵砂　硼砂　炉

甘石　磁石　雄黄　赤石脂白石脂　花蕊石一百二十　硇砂
紫石英　发灰　雀卵雀脑、头、血、雄雀粪　阿胶　麝香　霞天膏　白马溺　海螵蛸　五灵脂一百三十　白僵蚕蛾、沙、种蜕　全蝎　蜈蚣

热　部

黑附子　干姜　草豆蔻　佛耳草　破故纸　牵牛　大蒜　肉桂　桂枝　吴茱萸枝十　川椒目　巴豆　酒　硫黄　砒霜　紫河车　脐带　人牙齿　鹿茸麋角、麋茸　鹿角胶二十　虎骨　蟾酥

平　部

甘草节、梢　麦门冬　百合　桔梗苦梗　紫菀女菀、青菀、黑菀、黄菀　山药　莲实石莲、莲须、莲房、荷叶、叶蒂、藕汁、藕节　芡实　黄精叶、花、实　丹参十　钩藤　牡丹皮　大小蓟根、叶　鳢肠　王不留行　射干①　天麻　甘菊　木贼草　决明子二十　独活　羌活　葛根汁、粉、叶、谷、蔓　白沙糖甘蔗、黑糖　蒲黄　荆三棱　牛膝雄土牛膝　菟丝子　石斛　萎蕤三十　石龙芮　草薢　白及　通草　木通　茵陈蒿山茵陈　防己　土茯苓　金银花藤　燕脂四十　蓖麻子　苘麻子　茯苓　茯神　琥珀　柏子仁叶、皮、枝干　酸枣仁核　龙眼　枸杞子

---

① 射干：原作"麝干"。

女贞实冻青五十　楮实汁、皮、叶、梗　枇杷叶　枫香脂　桑寄生　密蒙花芫花　山楂　苏木　桃仁枭、叶、花、胶　竹沥笋　竹蛀屑六十　猪苓　郁李仁根皮　棕皮灰　柞树皮枝　血竭　粳米　黑豆　赤小豆　胡麻乌麻、麻油　黄麻仁七十　金银箔　铜青　礞石　人乳　乌骨毛鸡雄鸡冠血、子黄、鸡内金、卵内皮、丹雄鸡、鸡肝、矢、子清、鸡卵壳、乌雄鸡　牛黄　黄明胶　龟板　鳖甲　蜂蜜蜡八十　露蜂房　五倍子　白龙骨齿　蛇蜕

寒　部

大黄　车前子　泽泻　葶苈　甘遂　瞿麦　瓜蒂　升麻　小柴胡　贝母十　天花粉　栝楼仁瓤　常山　芦根笋　藜芦　连翘　黄连　胡黄连　黄芩　知母二十　玄参　芦荟　灯心①根苗、败席　青蒿　地肤子叶　天名精　山豆根　青黛　兰草　紫草茸三十　茜根　白蔹　茅根针、花、败茅　马鞭草　地榆　芍药　生地黄　天门冬　白鲜皮　马兜铃根四十　草龙胆　夏枯草　大青　蚤休　马齿苋　乌芋　漏芦　蒲公英　苦参　贯众五十　紫背浮萍　白冬瓜仁　天竺黄　山栀　茶茗　柿蒂、霜　梨　孩儿茶　八角茶枝、皮　竹茹六十　竹叶　桑白皮汁、叶、椹、虫、沥、枝、灰、耳　地骨皮　黄柏　枳实　枳壳　侧柏叶　槐实枝、皮、花、胶、根、叶　椿根白皮　楝实根七十　绿豆　浮麦面、麸　薏苡仁　黄丹

---

① 灯心：原作"灯薪"。

铁锈　粉锡　丹砂　石膏　滑石　芒硝八十　玄明粉　白矾　绿矾　青盐　食盐　童便秋石　人中白　夜明砂　犀角　羚羊角九十　熊胆　牛乳肝、酥、角、腮、胆　象牙末胆、皮　猪悬蹄肺、足、胰、肾、胆、肚　牡鼠粪　穿山甲　蛤粉　牡蛎　蝉蜕　蟾蜍虾蟆一百　真珠　田螺汁　斑蝥　蜣螂　白头蚯蚓粪

拾遗赋

温

梁上尘　东壁土　石钟乳　伏龙肝　地龙骨　水龙骨　诃子　粟壳　黑白丑　锁阳　茄子　松节　乳香　没药　金樱子　青葙子　乌桕树皮　杉木老节　墙蘼根　月季花　蚕豆　刀豆子　银朱　白前　石碱　烟胶　羊头骨　羊胫骨　头垢　百齿霜　羊肉　羊角　羊肾　羊血　黄狗阴茎　狗头骨灰　水獭肝　海狗肾　白花蛇　乌梢蛇　鲫鱼　鳝鱼　蚶肉　蚶壳

热

天雄　草乌　川乌　侧子　胡椒　鹿茸　大枫子　樟脑

平

无名异　自然铜　石韦　大枣　蛇床子　桑螵蛸　桦木皮　紫荆木　木芙蓉　山茶花　豌豆　豇豆　剪刀草　杵头糠　古文钱　蜜陀僧　半枝莲　紫地丁　屎蛆　蟾肺

兔脑　兔肝　兔血　兔屎　白鸽　瑇瑁　猬皮　熊掌　文蛤　鳢鱼　蛤蚧　鳗鲡　白鲞　脑石　裤裆　经衣　妊妇爪甲

寒

海藻　大戟　淡豆豉　甘蔗根　朴硝　芒硝　胆矾　水银　萱草根　水银粉　商陆　雷丸　淡竹　葛花　石打穿　血见愁　蝼蛄　蛤蜊　土茯苓　山慈菇　黄葵花　茺蔚子　紫参　苎根　陈酱　苦苣　苜蓿叶　芥菜卤　屎坑底泥　大蚌水　废井苔　废井萍　废井蓝　舡底苔青　鲤鱼胆　鲤鳞皮　蟹　蟹爪　蚺蛇胆　黑嘴白鸭　榠子　山柑　金汁　黄垩　蛞蝓　蜗牛　蟿螽　蠦虫　青鱼胆　麒麟竭

疏原赋①

滋生赋

春雨水　朝露水　冰雪水　地浆水　乳穴水　屋漏水　夏冰　温泉　米泔　梅雨水　长流水　急流水　池沼水　逆流水　井底泥　井华水　甘澜水　甑中气水　笼下炊汤　生熟汤　洗儿汤　洗碗水　磨刀水　舌下廉泉　呵熨人气

---

①　疏原赋：原缺，据正文补。

补　遗

　　曲酒　白酒　狗肉　鳗骨　母猪首、肉　虾　鹅　水牯
溺　淡菜　乌鸦　水鸡　蚬肉　蟹壳　诸牲生血　猪脑
肝肠　鹅掌黄　猫肉　糟　菱苗　白菜　麻腐　豆粉　菜
心　芋头　白果　甜菜　西瓜　榛子　石榴　瓜子　樱桃
鲜瓜　鲜枣　酱　粟楔　葡萄酒

总 书 目

本 草